# CURANDO SUAS FERIDAS DE ORIGEM

# Vienna Pharaon

# CURANDO SUAS FERIDAS DE ORIGEM

Como quebrar padrões familiares destrutivos e mudar sua maneira de viver e amar

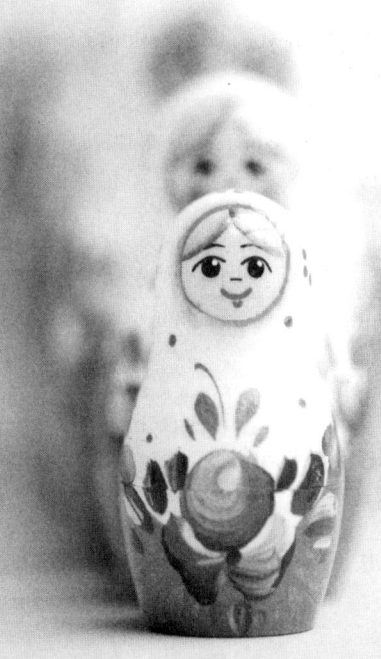

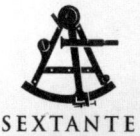

Título original: *The Origins of You*

Copyright © 2023 por Vienna Pharaon
Copyright da tradução © 2023 por GMT Editores Ltda.

Publicado mediante acordo com
Folio Literary Management, LLC e Agência Riff.

Todos os direitos reservados. Nenhuma parte deste livro pode ser utilizada ou reproduzida sob quaisquer meios existentes sem autorização por escrito dos editores.

*tradução:* Michela Korytowski
*preparo de originais:* Priscila Cerqueira
*revisão:* Luis Américo Costa e Tereza da Rocha
*diagramação e capa:* Natali Nabekura
*imagem de capa:* Christina Kilgour | Getty Images
*impressão e acabamento:* Lis Gráfica e Editora Ltda.

CIP-BRASIL. CATALOGAÇÃO NA PUBLICAÇÃO
SINDICATO NACIONAL DOS EDITORES DE LIVROS, RJ

P632c

Pharaon, Vienna
    Curando suas feridas de origem / Vienna Pharaon ; tradução Michela Korytowski. - 1. ed. - Rio de Janeiro : Sextante, 2023.
    256 p. ; 23 cm.

Tradução de: The origins of you : how breaking family patterns can liberate the way we live and love
    ISBN 978-65-5564-653-5

    1. Filhos adultos - Relações com família. 2. Pais e filhos adultos. I. Korytowski, Michela. II. Título.

23-83320
    CDD: 362.2085
    CDU: 364.622-055.52-055.62-053.8

Meri Gleice Rodrigues de Souza - Bibliotecária - CRB-7/6439

Todos os direitos reservados, no Brasil, por
GMT Editores Ltda.
Rua Voluntários da Pátria, 45 – 14º andar – Botafogo
22270-000 – Rio de Janeiro – RJ
Tel.: (21) 2538-4100
E-mail: atendimento@sextante.com.br
www.sextante.com.br

*Aos meus anjos da guarda,
Connor, Code e Bronx.
Vocês são tudo de bom neste mundo.*

# SUMÁRIO

Nota da autora     9
Introdução: Minha família de origem e a sua     10

**PARTE 1** NOSSAS RAÍZES

   1. O seu passado é o seu presente     23
   2. Dê nome à sua ferida     35

**PARTE 2** A ORIGEM DAS NOSSAS FERIDAS

   3. Eu quero sentir que tenho valor     57
   4. Eu quero sentir que pertenço     82
   5. Eu quero me sentir uma prioridade     104
   6. Eu quero confiar     127
   7. Eu quero sentir segurança     146

**PARTE 3** COMO MUDAR SUA ATITUDE NOS RELACIONAMENTOS

    8. Conflito                                                                        171
    9. Comunicação                                                     192
    10. Limites                                                             215

**PARTE 4** A SUA RECUPERAÇÃO

    11. Persistência                                                   232

Conclusão                                                         243
Agradecimentos                                       246
Referências                                                   249

# NOTA DA AUTORA

Este livro não existiria se eu não tivesse tido a honra de trabalhar de perto com tantas pessoas incríveis e corajosas que escolheram compartilhar suas histórias comigo. Fiz questão de alterar detalhes muito específicos que pudessem identificar essas pessoas. Em um caso ou outro, combinei aspectos de vários clientes e os atribuí a um só. Todas as histórias são verídicas em essência, e cuidei para que qualquer mudança continuasse reverenciando os relatos dos indivíduos por trás deles.

Além disso, o Capítulo 7 aborda temas como abuso, suicídio e diversos problemas de saúde mental. Tenha cautela ao chegar lá.

Por fim, ainda que eu espere que você se encontre nestas páginas, elas jamais poderiam abranger tudo. O desafio da mudança é diferente para cada um de nós, e as revelações que você vai encontrar aqui podem parecer desestabilizadoras e até introduzir novas dinâmicas na sua família. Talvez seja bom trabalhar com um terapeuta conforme você navega pela cura relacional que vem buscando, principalmente se envolve algum trauma, o que costuma requerer uma abordagem mais profunda. Se esse for o seu caso, cogite consultar também um clínico especializado em traumas para obter todo o auxílio possível.

# INTRODUÇÃO: MINHA FAMÍLIA DE ORIGEM E A SUA

Eu tinha apenas 5 anos quando algo se rompeu na minha família. Essa ruptura deixou em mim uma ferida que determinou o curso dos meus relacionamentos durante muitos anos.

Por muito tempo me recusei a admitir o efeito que meu passado tinha sobre mim e, bem, sobre *tudo* na minha vida. Na verdade, acho que só entendi completamente a importância desses antigos acontecimentos quando comecei a estudar psicologia. Aos poucos fui adquirindo um conhecimento prático dos efeitos prolongados do trauma e alimentando minha profunda curiosidade sobre relacionamentos. Foram anos de trabalho árduo até eu compreender o impacto do que tinha acontecido tanto tempo atrás e pudesse enfim assumir o controle de como me relacionava com outras pessoas – lições valiosas que aprendi e vou compartilhar com você neste livro. Mas estou me adiantando. Voltemos ao início.

Vamos começar com minhas origens.

Era um belo dia de sol no verão de 1991. Eu estava tentando transformar um frágil bracelete de ouro num brinco de argola – sim, eu era precoce aos 5 anos – quando ouvi meu pai levantar a voz por trás da porta fechada do meu quarto. A raiva do meu pai sempre me deixou assustada. Ele era o tipo de homem que costumava dominar qualquer situação, e o poder e o controle que ele emitia pareciam ameaçadores. Meu projeto descolado de joalheria perdeu a graça na mesma hora.

– Se você sair, não precisa voltar – gritou ele para minha mãe.

Aquelas palavras me partiram ao meio. Eu nunca tinha ouvido tamanha raiva direcionada a alguém que eu amasse, a alguém que ele supostamente também deveria amar: *Se você sair, não precisa voltar.*

Em questão de minutos minha mãe estava subindo a escada e me pedindo que fizesse as malas. Não havia muito tempo para processar o que estava acontecendo. Tudo que eu sabia é que estávamos indo embora.

Pegamos minha avó materna e fomos para Jersey Shore, onde com certeza brinquei no mar, construí castelos de areia e provavelmente convenci minha mãe a parar no meio do caminho para tomarmos um sorvete. Ainda não tinha caído a ficha de que "casa" ganharia um novo significado. Depois do dia na praia, não nos limitaríamos a deixar minha avó na casa dela. Ficaríamos por lá. Era o nosso destino.

Ao chegarmos lá, nos acomodamos e relaxamos depois de um dia ao sol. Não demorou muito para o telefone começar a tocar. Embora não houvesse identificador de chamadas naquela época, era óbvio quem estava do outro lado da linha. Meu pai exigiu falar com minha mãe imediatamente, mas minha avó não era boba de passar a ligação. Em poucos minutos estávamos correndo para a casa do vizinho. Sem tempo de processar. Apenas de correr.

Dez minutos depois meu pai e meu tio, irmão dele, pararam o carro na entrada da garagem da minha avó. Nós os observamos de longe batendo na porta da frente, cercando a casa e tentando ver se havia movimento lá dentro. O carro estacionado da minha mãe deixava claro que não podíamos estar muito longe. Eu me lembro de tentar alcançar o parapeito da janela para bisbilhotar o que estava acontecendo a apenas uma casa de distância. Meu pai e meu tio não passavam de pequenas silhuetas ao longe, mas mesmo assim eu podia sentir a raiva deles.

Eu queria chamar meu pai, mas também estava muito assustada. Estava me escondendo com minha mãe, sentindo-me aterrorizada e insegura, e ao mesmo tempo pensava comigo mesma: *Estou aqui, pai.*

Minutos depois a polícia apareceu à porta da minha avó. Pude sentir o medo na voz da minha mãe quando ela disse para nos escondermos dentro do closet. *Isso está mesmo acontecendo.* Fui instruída a não dar um pio. E então começaram as batidas, que me causaram um pavor já conhecido. O vizinho abriu a porta para aqueles dois homens raivosos e alguns policiais. As perguntas vinham dos policiais, e as acusações, do meu pai e do meu tio. Eles sabiam que estávamos lá dentro, mas não foram convidados a entrar.

Eu podia ouvir a raiva aumentando. *Deve haver algo que eu possa fazer para resolver isso*, supliquei. *Como posso parar o que está acontecendo? Eu só quero que os dois fiquem bem.*

No entanto, não tinha como tornar meu pai e minha mãe felizes. Não tinha como escolher os dois. Não tinha como honrar um sem magoar ou desapontar o outro, ou pelo menos era assim que eu pensava. Não tinha como parar aquela briga.

Durante a confusão, minha mãe e eu permanecemos congeladas de medo, de mãos dadas, dentro do closet.

E, embora eu ainda não conseguisse descrever isto em palavras, foi naquele momento que minha ferida de segurança nasceu. Na época eu não tinha ideia de quantos anos ficaria presa àquele instante.

Por mais que se esforçassem, meus pais não conseguiam me proteger ou me manter longe da raiva deles. Minha integridade física nunca foi ameaçada, mas o sistema que eu chamava de família estava desmoronando e pegando fogo. O caos se tornou o *status quo*. Eu via dois adultos se ameaçando cara a cara, em meio a manipulações, paranoias, emoções à flor da pele, abuso, desejo de controle e medo. Por mais que tentassem esconder de mim, eu via, sentia e vivenciava aquilo tudo com eles. Quando dei por mim, meu mundo tinha se tornado dramaticamente inseguro. As duas pessoas a quem eu confiava minha proteção estavam tão ocupadas brigando entre si que durante algum tempo se esqueceram de mim.

Então percebi que eu tinha que criar minha própria segurança.

Assumi o papel de pacificadora na tentativa de apagar o incêndio e manter minha família funcionando. Era um papel muito difícil para uma criança de 5 anos. Sem saber que isso não era minha responsabilidade, dei tudo de mim. Eu me tornei uma atriz fenomenal. Concluí que se eu não estivesse bem o tempo todo, seria mais uma preocupação para os meus pais. Então eu dizia "Estou bem" com a única intenção de não causar mais um problema. E, num esforço para sempre agradá-los e dizer o que eu achava que eles queriam ouvir, nunca falei sobre minhas preferências; apenas validava as deles. Eu me tornei uma criança sem vontade própria, excepcional em tudo a que me dedicasse, sempre ajudando a diminuir o fardo ou distraindo meus pais do que estava acontecendo à nossa volta.

Minha ferida de segurança – falarei mais sobre isso nas próximas páginas – não recebeu os devidos cuidados e foi reaberta repetidas vezes, direcionando minha vida sem que eu me desse conta. Eu estava sempre alerta, pronta para apagar o próximo incêndio em potencial, quer viesse dos meus pais, dos meus amigos ou até mesmo dos meus parceiros. Mas os efeitos a longo prazo de assumir esse papel equivocado de pacificadora e dedicar todos os meus esforços a que tudo desse certo levariam anos para serem percebidos. Aprendi a transformar, diminuir, minimizar, maximizar e distorcer minhas experiências e a mim mesma, tudo para agradar – um hábito do qual eu precisaria me livrar, com muito esforço, caso quisesse ter relacionamentos autênticos.

Eu me tornei tão exímia em garantir que o que aconteceu com meus pais não acontecesse comigo que terminei recriando tudo o que mais temia. O medo de alguém me controlar como meu pai controlava minha mãe me levou a controlar a mim mesma. Minha necessidade de agradar a todos e de ser apreciada me tornou invulnerável e sem personalidade, bloqueando assim conexões verdadeiras. E minha persona de garota superlegal, que sabe de tudo, tornou impossível revelar como eu realmente me sentia, ou pedir que algumas das minhas necessidades fossem atendidas. Eu estava presa nos meus relacionamentos pessoais e profissionais, recriando aqueles padrões que jurei nunca repetir.

Quando comecei a fazer terapia, não via nada disso. Estava convencida de que o problema que eu precisava trabalhar era "como melhorar a comunicação e lidar com os conflitos em meus relacionamentos". Inexplicavelmente, estava quase sempre em conflito com as pessoas em todas as áreas da minha vida – amigos, colegas e especialmente namorados –, mas de alguma forma nunca associei essas frustrações e dificuldades aos incidentes que aconteceram na minha infância. *Eu sobrevivi a eles*, dizia a mim mesma. *Eu mantive a paz*.

Só que lá no fundo eu sabia. O problema subjacente (em que consistia *realmente* todo aquele conflito) remontava àquele dia repleto de horror. Remontava à minha família de origem e à minha ferida de segurança que havia nascido ali. E foi apenas então – quando comecei a me examinar pelas lentes da minha família de origem – que finalmente comecei a me curar.

*

De repente, ao me ver por esse novo prisma, minha maneira de ser e existir começou a fazer sentido. Percebi como uma experiência de décadas atrás pôde ter um efeito duradouro em mim. Eu vinha tentando ignorar a ferida original que estraçalhara minha sensação de segurança. Vinha buscando evitar a dor dessa ferida, por isso tinha me tornado aquela pessoa que tentava voar fora do radar, evitando adicionar qualquer estresse à minha família e a todos os meus relacionamentos.

Alerta de spoiler: tentar não estressar os outros apenas gerou mais estresse e dor na minha vida. Passar por cima dos conflitos sem reconhecer adequadamente sua origem não funcionou nos meus relacionamentos quando adulta. Muito menos meu outro mecanismo de defesa – a persona da garota superlegal que sabe de tudo. Minhas tentativas de evitar a dor e me manter "a salvo" tiveram o efeito contrário. Ao esconder como *realmente me sentia*, ao deixar de acolher minhas necessidades ou de me expressar, eu estava remediando um conflito apenas para que ele reaparecesse em outros lugares. E, ao esconder minhas dores e feridas – e nem sequer ver que *havia* algo que precisava da minha atenção –, eu negava minha cura.

A boa notícia – que aprendi com muito trabalho, tanto comigo quanto com as centenas de clientes nos últimos quinze anos como terapeuta de casais e famílias – é que não precisa ser assim. O fato de termos marcas de infância não significa que estamos condenados a repetir esses padrões. Se pararmos para entender de onde vêm essas feridas (nossas histórias de origem) e dedicarmos algum tempo a fazer escolhas diferentes, poderemos acessar uma cura poderosa. Na verdade, nossas histórias de origem podem ser o roteiro para nossa cura, desde que estejamos dispostos a realmente olhar para trás.

Durante minha carreira dediquei mais de 20 mil horas de terapia aos meus clientes. Também tenho uma conta no Instagram com quase 700 mil seguidores, com quem converso todos os dias. Neste livro, compartilho minhas histórias e as de muitas pessoas com quem trabalhei. Seus nomes e outros detalhes foram alterados para proteger a identidade delas, mas suas histórias são mostradas com o objetivo de estimular suas reflexões e, assim, ajudá-lo a enxergar verdadeiramente a si mesmo e aos outros. Quero ajudar você a explorar suas histórias de origem, a dar nome às suas feridas, a fazer a conexão entre essas feridas e seus comportamentos inadequados, e, por fim, a aprender a criar e manter relacionamentos saudáveis na sua vida. E quero que comece agora mesmo.

Este livro ensinará você a olhar além do que nós, do mundo da terapia, chamamos de *problema atual*, aquele que você espera resolver quando vem ao consultório. As próximas páginas vão lhe pedir que explore e se conecte com as *origens* das suas crenças, dos seus comportamentos e padrões, e com a maneira como sua família de origem contribuiu com tudo isso. A maioria dos padrões nocivos e frustrantes que encontramos em nós mesmos tem origem em feridas que sofremos na infância. Entender a sua *ferida de origem*, e os padrões destrutivos que ela provoca a longo prazo, ajudará você a lidar com os conflitos e comportamentos que hoje perturbam sua paz.

O trabalho começa com nossa família de origem. É nela que a base de como nos relacionamos com os outros, conosco e com o mundo ao nosso redor começa a tomar forma. Seus primeiros relacionamentos – marcados por presença ou ausência, por negligência ou hipervigilância – influenciam sua maneira de ver quase tudo na sua vida hoje. Sua família de origem pode ter sido funcional o tempo todo, de vez em quando ou raramente. Em qualquer dos casos, ela não foi perfeita. Você ansiava por coisas que seus familiares não podiam ou não queriam lhe dar; precisou de proteção contra coisas que eles não viram (ou até viram, mas não fizeram nada a respeito); quis permissão para viver e experimentar coisas que eles consideravam ameaças à maneira "normal" de viver e experimentar.

As dificuldades de relacionamento que casais ou indivíduos me relatam costumam derivar de sofrimentos e traumas prolongados e não resolvidos de relações passadas, especialmente dentro da família de origem. É por isso que chamo o que faço com meus clientes de *trabalho de cura da origem*.

O trabalho de cura da origem é uma integração da terapia familiar sistêmica com a teoria psicodinâmica. Está fundamentado na Terapia Sistêmica Integrativa,[1] que foi a abordagem que aprendi na minha formação como terapeuta de casais e famílias na Universidade Northwestern. Nós buscamos entender como nossos comportamentos atuais se conectam aos sistemas familiares nos quais crescemos, e analisamos os problemas que uma pessoa está enfrentando dentro do contexto de um sistema muito maior à sua volta.

Se você não faz esse trabalho, que aprenderemos na Parte 1, seu sofrimento e seu trauma tendem a não se resolver. Não importa quanto você tente evitar esse passado doloroso, para quão longe você se afaste dele fisicamente (a "cura geográfica", assim chamada pela Dra. Froma Walsh) ou quanto se isole de um membro nocivo da família. Existe uma resolução interior que deve acontecer para você se curar, e essa resolução requer entendimento e consciência das feridas de origem que têm forte domínio sobre você.

Ainda não conheci ninguém que não tivesse algum tipo de ferida de origem. Neste livro vamos explorar as cinco mais comuns. Na verdade, você pode reconhecer mais de uma em si mesmo. Talvez você não tenha se sentido digno de amor ao crescer. Talvez tenha se sentido sempre meio deslocado, como se não pertencesse àquele lugar. Talvez tenha achado que não era importante o suficiente para ser prioridade de alguém. Talvez não conseguisse confiar nas pessoas mais próximas. Ou talvez não se sentisse física e emocionalmente seguro.

Nomear suas feridas de origem é o primeiro passo em direção à cura. Em cada capítulo da Parte 2, vamos explorar uma ferida de origem específica e as maneiras destrutivas como você aprendeu a lidar com elas, e então vamos ler algumas histórias de quem se curou. Depois conduzirei você pela sua Prática de Cura da Origem, na qual trabalhará num processo de quatro passos: nomear a ferida, testemunhá-la, ficar de luto por ela (sim, vamos trazer à tona alguns sentimentos nessas páginas) e depois mudar o percurso, fazendo as transformações duradouras para que você não fique repetindo os padrões que vem tentando romper nos seus relacionamentos adultos. Se não quiser mais repetir suas dinâmicas destrutivas com as pessoas importantes na sua vida, terá que prestar atenção nesse trabalho de cura. E não, você não pode ignorar sua dor. Não importa quanto negocie com ela, é impossível evitar sua ferida de origem e criar uma nova maneira de seguir em frente. Como diz o ditado, quem está na chuva é para se molhar. E estou aqui para caminhar com você nessa travessia chuvosa.

Uma vez que tenha um entendimento mais completo da sua ferida de origem, você estará preparado para ver como as feridas e os padrões que adquiriu no seu sistema familiar influenciam seus comportamentos nas relações atuais. Na Parte 3 vamos examinar especificamente como você aprendeu a se comunicar e a lidar com conflitos, e o que aprendeu (ou não) sobre limites. Conforme examinarmos melhor seus padrões do passado, ajudarei você a mudar a maneira como se comunica, como luta por seus objetivos e como estabelece limites, de modo a ter relacionamentos mais saudáveis e ser uma pessoa mais autêntica.

Você vai adquirir o hábito de parar para refletir e processar o que está acontecendo sempre que se pegar repetindo um padrão destrutivo. Não basta apenas saber por que você escolhe o mesmo tipo de parceiro repetidas vezes, nem basta saber por que você reage da forma que reage. O trabalho de cura da origem também é encontrar um novo caminho para que você possa viver o que *sabe* e resgatar o que lhe foi tirado, com compaixão, compreensão e empatia por si mesmo e pelos outros. Vamos focar em curar o passado, mas também vamos tomar medidas que rompem e mudam a programação e o condicionamento que mantêm você preso agora.

No decorrer do livro haverá muitos exercícios e meditações guiadas para fazer à medida que avançamos. Você dará início ao seu processo de libertação dos padrões indesejados e das atitudes que sabotam seus relacionamentos e sua vida. Dará passos específicos para chegar à estrada da cura e da autodescoberta.

Deixe-me ser bem clara aqui. Esse trabalho *não* consiste em condenar pais, responsáveis ou qualquer outro adulto que teve o papel de figura parental para você. (Uma observação: ao longo do livro vou usar muito as palavras *pais*, *responsáveis* ou *adultos*, mas perceba que elas são intercambiáveis com qualquer e toda figura parental com quem você tenha crescido.) Na verdade, quando trabalho com meus clientes, não aponto explicitamente o dedo ou direciono a culpa. O trabalho que vamos fazer aqui precisa de um contexto, e devemos acessá-lo com boa vontade e compaixão. Devemos lembrar que os nossos responsáveis também possuem uma história rica construída por sistemas familiares falhos e histórias de origem que moldaram seu modo de ser.

E, embora o objetivo da exploração do passado não seja culpar outros, também não é o de desculpar comportamentos nocivos. A ideia é reconhecer e nomear nossas experiências sem minimizá-las ou invalidá-las. Nossos familiares provavelmente fizeram o melhor com o que sabiam, mas ainda assim podem ter deixado a desejar. Justificar as experiências nocivas não muda o trabalho que você precisa fazer.

Além disso, você viveu histórias diferentes das minhas, que foram diferentes das histórias dos seus vizinhos. Talvez tenha enfrentado mais situações traumáticas do que a maioria das pessoas que conhece, ou seja grato por sua história não ter sido tão ruim. Onde quer que você ache que se encontra nesse espectro, a sua história exige uma atenção especial e gentil.

O que você precisa fazer é nomear, sentir e reconhecer o impacto que sua família de origem teve em você – e usar esse entendimento como um guia a fim de criar uma mudança saudável e duradoura na sua vida. Isso não vai acontecer da noite para o dia. Será um processo de aprendizagem sobre si mesmo, sobre as pessoas com quem você se relaciona e sobre sua família. Você encontrará conflitos em novos lugares, não importa a sua idade. Perceberá áreas de sofrimento que ainda requerem sua atenção. E provavelmente encontrará repetidas vezes sua criança interior ferida, esperando ser reconhecida e legitimada, ansiando por seu luto e sua presença.

O trabalho de cura da origem tem sido ao mesmo tempo meu próprio caminho para seguir adiante e o trabalho que faço diariamente com meus clientes. Ele liberta e cria uma oportunidade para a mudança duradoura, além de recuperar as crenças e as lembranças do que era verdadeiro antes que a dor e o trauma da sua família fossem incutidos em você.

Não suponho que exista apenas um caminho a ser seguido. Acredito que existem tantos caminhos quantos são os seres humanos andando neste mundo. Mas o que percebi ser verdadeiro é que, quando comecei a examinar minhas histórias de origem pelas lentes do meu sistema familiar, o meu jeito de ser e existir começou a fazer sentido, e a cura se tornou um presente que eu pude aceitar.

Em vez de escolher sempre o mesmo tipo de parceiro que recriaria minhas feridas de infância, fui capaz de escolher alguém que é igualmente dedicado e está disposto a arregaçar as mangas e enfrentar comigo o trabalho duro. A narrativa que eu tinha em torno de relacionamentos amorosos começou a ficar mais leve.

- Em vez de precisar estar bem o tempo todo, fui capaz de mostrar vulnerabilidade aos outros – e descobri quem na minha vida merecia ver meu lado mais vulnerável e verdadeiro.

- Em vez de precisar ser uma pacificadora e fazer de tudo para agradar aos outros, aprendi a me priorizar – mesmo que isso signifique desapontar alguém.

- Em vez de tentar fazer com que os outros mudassem de atitude, tomassem um caminho diferente ou vissem o sofrimento à sua volta, reconheci quem eles eram – e mudei a maneira como me relacionava com essa *falta* de mudança.

- E, em vez de precisar estar no controle, aprendi que posso ser liderada e que nem todo mundo vai querer se aproveitar de mim.

Nossas histórias de origem carregam uma bela complexidade e dores de partir o coração. A separação dos meus pais foi oficializada em novembro de 1991 e minha mãe e eu nos mudamos em maio de 1992. Começou então um processo de divórcio de nove anos, o mais longo da história de Nova Jersey àquela época. Tive que processar muito medo e dor, mesmo que hoje o relacionamento deles tenha mudado bastante e seja amigável. Passei anos e anos tentando decifrar as mensagens que recebia naquela época. Muitas das habilidades que uso hoje em dia como terapeuta podem ser associadas diretamente ao papel que exerci por anos como mediadora e pacificadora dos meus pais. Como diz minha querida amiga e colega Dra. Alexandra Solomon: "Nossas feridas e nossas dádivas vivem lado a lado." Que bonita lembrança essa de que algumas das nossas maiores dádivas surgem das dores que suportamos.

Ainda assim existe um final feliz. Ter um relacionamento íntimo com suas histórias de origem não é apenas praticar o autoconhecimento, investigar a fundo sua família ou reviver o passado. Um relacionamento íntimo com essas histórias é uma oportunidade para a cura – para você, para aqueles que vieram antes e para os que virão depois. Como disse o terapeuta e escritor Terry Real: "A disfunção familiar passa de geração a geração como fogo na floresta, destruindo tudo o que vê pela frente até que uma pessoa, numa dessas gerações, tenha a coragem de encarar as chamas. Essa pessoa leva paz para os seus ancestrais e poupa as crianças que virão." Você vai encarar as chamas?

Não importa se você já faz terapia há décadas ou se isso não é para você. Não importa se já explorou a terapia familiar sistêmica antes ou se é a primeira vez. Não importa se você tem todas as lembranças da infância ou se não se lembra de nada. Às vezes a memória explícita se perde porque a dor era muito grande, mas você ainda consegue senti-la. O que importa é a sua abertura, sua disposição para explorar, sentir e olhar o que pode ser difícil de ver, aceitar ou reconhecer. O que importa é que você cuide bem de si mesmo conforme avançamos neste livro, seja seguindo em frente, seja parando por um momento.

Fica a seu critério como você vai usar este livro. Não existe jeito certo ou errado. Você pode escolher trabalhar os capítulos com seu terapeuta. Pode preferir ler sozinho, num momento íntimo e profundo, e refletir sobre o que virá a seguir. Ou pode compartilhar a leitura com a pessoa amada, com um membro da família ou um amigo, e usar o livro como ponto de partida para suas conversas.

Qualquer que seja sua escolha, você está aqui porque procura algo. Está aqui porque carrega consigo alguma coisa que precisa da sua atenção. Está aqui porque já se cansou do fardo que carrega, dos padrões extenuantes com que se defronta e das tentativas bem-intencionadas porém frustradas de mudança. Eu vejo e escuto você, já passei por isso antes, e ficarei feliz em caminhar ao seu lado enquanto você faz esse trabalho árduo.

Explorar suas histórias de origem é um passo corajoso e incrível na jornada da sua cura. Vamos começar.

# PARTE 1
# NOSSAS RAÍZES

# 1
# O SEU PASSADO É O SEU PRESENTE

Não havia muitas informações no formulário enviado. Apenas nome, idade e uma pequena descrição do que ela gostaria de abordar.

*Natasha Harris, 38 anos.*

*Preciso descobrir se meu namorado é alguém com quem posso dividir a vida. Essa é uma preocupação que tenho há muito tempo, e acho que não dá mais para fingir que está tudo bem. Você poderia me ajudar?*

Natasha era nova na terapia. Finalmente tinha sido convencida pelas amigas a falar com alguém – no caso, comigo – e estava nervosa e empolgada em nossa primeira sessão.

– Eu precisava tanto disto – desabafou. – Obrigada por arrumar um espaço na sua agenda. Venho protelando já faz tempo e sei que não dá mais. Minhas amigas, inclusive, não suportam mais me ver reclamando. – Ela riu de nervoso. Eu sorri. – Acho que cansa ouvir a mesma história tantas vezes. E elas ouvem essa ladainha desde que me conhecem.

– Há quanto tempo elas conhecem você? – perguntei.

– Bom, somos amigas de infância. Das antigas. Nossa amizade tem mais de trinta anos.

Ela revelou que as amigas não estavam cansadas de ouvir apenas as reclamações sobre o parceiro atual. Vinham ouvindo as reclamações sobre quase todos os parceiros desde que Natasha começara a namorar sério.

– Você pode me dizer o que elas escutam de você? – indaguei.

– Bem, acho que falo para elas que é uma questão mais de intuição, uma sensação de que algo não está certo. Elas me dizem que fico *procurando* alguma coisa errada, sabe? Como se eu estivesse tentando sabotar algo bom. Eu não sei. Acho que acabo, sim, afastando as pessoas que me fazem bem. É o que todo mundo diz, então talvez seja verdade.

Eu já podia ver o que se passava na cabeça de Natasha. As palavras e as mensagens das pessoas tinham claramente se infiltrado em suas narrativas sobre si mesma. Era difícil saber o que *ela* sentia, reconhecer o que *ela* sabia e deixar claro o que era verdadeiro para *ela*.

– Parece que suas amigas acham muitas coisas sobre como você se relaciona. Mas estou curiosa para saber o que *você* considera verdade sobre seu namorado e sobre o relacionamento de vocês.

– Claro. O Clyde é uma ótima pessoa. Ele é inteligente, bonito, interessante, bem-sucedido, muito gentil e atencioso. Quando você olha para o Clyde, é impossível encontrar algo de errado nele. Todo mundo acha que ele é um bom partido e que finalmente achei meu par perfeito.

– Você *acha* que o Clyde é um bom partido? – questionei. Eu estava tentando levá-la de volta à sua experiência com ele.

– Acho. Ele é um parceiro maravilhoso para mim. É um grande homem e não tenho do que reclamar dele. Só acho que há alguma coisa errada ou que algo *vai dar* errado. Talvez haja algo que eu não esteja enxergando, sabe? Tipo, e se ele vacilar em algum momento?

– Mas alguém já vacilou em outros relacionamentos? – O meu desvio repentino sobre o assunto "Clyde" pareceu surpreendê-la.

– Acho que não – respondeu ela.

– Já houve algum tipo de vacilo na sua família? – continuei.

Ela parou, olhando para mim, perplexa.

– Eu realmente acho que isso não tem nada a ver com a minha família. Por que vocês, terapeutas, sempre gostam de fazer essa relação? Sinceramente, minha infância foi muito boa. Acho que você não vai encontrar muita coisa se for por esse caminho. Eu só queria tentar descobrir o que está acontecendo com o Clyde.

Em momentos como esse eu costumo rir muito por dentro (com amor, claro) e me lembro de Brené Brown em seu TEDx Talk "O poder da vulnerabilidade", em que ela conta de maneira memorável que tentou estabelecer um limite com seu terapeuta logo na primeira sessão: "Sem coisas de família, idiotices da infância; eu só preciso de algumas estratégias."[2]

Alerta de spoiler: essa abordagem não funcionou para Brené e também não vai funcionar para você. Quer você queira ou não, "coisas de família" e "idiotices da infância" são as raízes de *tudo*.

Eu sei, eu sei, esse pode ser o tipo de coisa que você não quer ouvir. Pode ser que você tenha certeza de que as coisas que aconteceram muito tempo atrás não o afetam hoje em dia. Você cresceu e evoluiu, certo? Talvez até tenha perdoado. É difícil acreditar que acontecimentos de décadas atrás ainda estejam comandando o show e conduzindo sua vida.

Mas disto eu tenho certeza: seu passado criou padrões que estão afetando sua vida hoje.

Então, mesmo que você tenha evoluído, que tenha amadurecido bastante, que não seja a pessoa que costumava ser... você ainda é um elo de uma cadeia multigeracional.[3] E, mesmo que você não perceba, esse enorme sistema familiar continua exercendo pequenas e grandes influências na sua vida. É bem provável que seu passado esteja comandando o show – *o seu show* –, e se você não estiver ciente disso, provavelmente está sofrendo.

O passado é persistente. Quanto mais você o ignora, mais ele segue você e pede sua atenção. Você já perguntou a si mesmo por que está sempre lutando com as mesmas coisas repetidas vezes? Já perguntou por que sempre escolhe o mesmo tipo de parceiro ou parceira? Já perguntou por que sempre reage do mesmo jeito, não importa quanto tenha tentado mudar? Ou por que sua voz crítica interior repete as mesmas coisas indelicadas para você? Isso tudo é seu passado pedindo atenção. Aquela "idiotice da infância" de alguma forma direciona sua vida, e seria bom que você soubesse como.

Ao escolher não dedicar algum tempo a falar sobre sua infância, Natasha na verdade acabou revelando muito. Em segundos percebi que demoraria um pouco para que eu e ela nos tornássemos coexploradoras nessa jornada. Ela ainda não tinha chegado lá, e tudo bem. O mais empolgante é que essa jornada pela história da família de Natasha inevitavelmente revelaria elos importantes entre o passado e o presente. Ela veria conexões entre sua família de origem e as questões que rondavam sua vida atual. Caso seguisse adiante com essa ideia, ela logo perceberia que o que estava vivenciando com Clyde não era tão simples e superficial quanto ela pensava ser.

Natasha não é um caso à parte. Como a maioria dos meus clientes, ela queria falar sobre o que a levara à terapia – se deveria ou não continuar seu namoro. Analisar profundamente o passado – sua dinâmica familiar, a maneira como ela fora programada e condicionada, as experiências de décadas atrás – não lhe parecia útil ou relevante. Ela sabia que o noivado estava próximo (Clyde já estava até procurando as alianças), então qualquer tempo gasto examinando algo diferente daquele relacionamento em particular parecia um desperdício. Ficar com Clyde ou terminar o namoro – essa era a decisão que a assombrava.

Claro que da perspectiva dela isso fazia sentido. Muitas pessoas preferem focar em para onde estão indo, não de onde vieram. No entanto, o que Natasha não queria entender era que analisar *apenas* sua relação com Clyde era exatamente o que a distanciava da clareza. Durante os meses seguintes, além de analisarmos sua infância e seus relacionamentos passados, Natasha e eu também analisamos um pouco seus pais e sua irmã. Mais à frente muita coisa começou a fazer sentido – em relação a Clyde e a outros problemas que ela vinha enfrentando ao longo dos anos.

Vale a pena analisar sua família de origem... mas nem sempre isso é fácil. É o que faremos juntos nas próximas páginas. Porque se não tivermos consciência dos padrões com os quais lidamos, estaremos destinados a repeti-los de maneiras previsíveis – e muitas vezes destrutivas. Como fazia Natasha.

Assim como acontece com tantas outras pessoas, no início Natasha insistia na história de que sua infância havia sido a ideal. O casamento dos pais ainda estava intacto e ela havia crescido numa família amorosa.

– Não tenho nada de que reclamar. Eu tive uma infância muito boa e me sinto ridícula quando tento achar alguma coisinha aqui e ali para criticar, especialmente porque tantas outras pessoas tiveram muito mais dificuldades do que eu.

Natasha foi vítima tanto da idealização quanto do que eu chamo de *comparação de feridas*. Ela não se dava permissão de reconhecer sua história porque "outras pessoas tiveram piores", pessoas que ela conhecia. Uma amiga havia sido abusada pelo pai. Outra perdera a mãe aos 13 anos. O irmão de outra roubara todo o dinheiro da família e depois perdera tudo numa aposta.

– Essas são questões reais. Esses são problemas reais. É isso que é dor e trauma de verdade – disse ela. A dor e o trauma dela não podiam ser comparados com a dor e o trauma das amigas e de desconhecidos. Ela não acreditava que tinha o direito de sentir.

É importante prestar atenção na maneira como ela usa a palavra "reais". O que ouvi nas entrelinhas foi: *Minha dor e meu trauma não são tão óbvios. Será que as pessoas ainda podem reconhecê-los, embora não sejam tão gritantes? Será que eu mesma posso reconhecê-los? Será que minha dor tem lugar aqui?*

O fato é que Natasha tinha sofrimento em seu passado – eu podia ouvi-lo na sua voz e vê-lo nos pequenos detalhes de suas histórias. Mas enquanto ela não considerasse aquela dor digna de ser notada, não poderíamos enfrentá-la juntas.

A comparação de feridas é um desvio de atenção, tanto para minimizar quanto para maximizar a dor. Quando dirigimos nossa atenção para isso, nos afastamos de nós mesmos – da nossa história, da nossa vulnerabilidade e, por último, da nossa cura. Também é comum, como Natasha fez, idealizarmos nosso passado. Isso é um mecanismo de defesa. Se você continuar vendo sua família por lentes positivas, não terá que encarar a dor, sentir que está sendo desleal a eles ou parecer ingrato ao amor e aos cuidados que, sim, eles deram a você. E se o passado não for tão seguro como você imagina, pode haver muita lamentação pelo que aconteceu ou não, e medo do seu presente e do seu futuro.

Esse é um paradoxo com o qual muitos de nós precisam lidar: pensar criticamente em nossa família de origem e ainda assim honrar o amor e o esforço que de fato existiram. É difícil processar duas ideias conflitantes. Mas se você não consegue olhar para suas histórias de origem, se não consegue olhar para sua dor e seu trauma, se é pego tornando sua experiência de vida menor ou maior do que ela é, se está preso idealizando ou racionalizando seu passado, você corre um alto risco de ser espectador da sua vida.

Natasha precisava parar de fazer comparações. Precisava dar espaço para sua dor sem desviar a atenção. Precisava reconhecer sua verdadeira história de origem. E precisava começar a ver o papel que ela mesma tinha desempenhado para manter sua família unida.

## Seu papel na sua família de origem

Crianças são incrivelmente atentas. Estão sempre observando, sentindo e percebendo o que acontece ao seu redor. Prestam muita atenção nas experiências emocionais dos outros, muitas vezes oferecendo um abraço ou um beijo aos pais ou aos irmãos quando acham que estão tristes ou chateados. É maravilhoso ver crianças percebendo coisas que muitos adultos deixam passar. A intuição delas ainda está intacta, pois não foi acometida por distrações constantes. Elas estão presentes e sintonizadas com o ambiente e ainda não aprenderam a disfarçar suas dores ou a dor dos outros com desculpas ou menosprezo. Também não têm medo de mostrar a dor que notam nos outros – e, como a maioria de nós, muitas vezes querem instintivamente resolver os problemas que percebem.

Essa incrível sensibilidade à dor e o impulso para acabar com ela muitas vezes conduzem a criança a desempenhar um papel crucial na manutenção de uma família, como oferecer suporte emocional aos adultos ou agir como figura parental para irmãos mais novos. Talvez você estivesse tentando desviar a atenção dos seus pais das coisas ruins que estavam acontecendo ao redor deles, ou estivesse apenas querendo facilitar as coisas para sua família. Por exemplo, se tinha um irmão com necessidades especiais, pode ter percebido o estresse e a exaustão dos seus pais e decidido assumir o papel de criança independente, que cuida de si mesma e faz tudo que estiver a seu alcance para não acrescentar nenhum estresse num lar que já está por um fio. Crianças sintonizadas veem quais são as necessidades à sua volta e então assumem um papel que acreditam que vai proteger sua família ou a si mesmas.

E eis o problema: que papel você assumiu lá atrás? Ele ainda pode estar condicionando suas ações e reações hoje. Essa é uma das principais maneiras como seu passado continua no controle. Você pode inconscientemente escolher parceiros, amizades ou até mesmo empregos que lhe demandem o papel que você conhece tão bem. Se você era o perfeccionista da família, talvez mantenha suas tendências perfeccionistas nos relacionamentos adultos. Se era o cuidador de um dos seus pais ou irmãos, talvez se sinta compelido a cuidar das necessidades dos outros. Talvez você tenha sido a criança perdida, a invisível que se tornou pequena e quieta, e hoje luta para conseguir se comunicar. Ou talvez você tenha sido o alívio cômico e ache ainda hoje que precisa entreter as pessoas. Mas existe um jeito mais sutil de um papel da infância permanecer com você, que é quando você rejeita esse mesmo papel. Se você servia de confidente ou suporte emocional para um dos seus pais, talvez perceba que hoje evita o cuidado emocional e a intimidade num relacionamento romântico. Qualquer sinal de necessidade emocional vindo do seu par ou de um amigo pode lembrar a você quão exaustivo foi ser a figura de apoio enquanto você crescia. Aquilo foi tão difícil que você se fecha para qualquer conexão, proximidade e vulnerabilidade.

O papel que você assumiu pode ter sido necessário para manter a salvo uma família em dificuldades, mas pode não ser necessário hoje. Na verdade, aquele papel que você assumiu pode ser exatamente o que está *impedindo* você de alcançar sua cura. Pode estar mantendo você longe de descobrir, nomear e tratar uma ferida mais profunda, impedindo assim uma conexão mais próxima com a pessoa amada. Foi o que eu e Natasha descobrimos quando nos aprofundamos na sua hesitação em se comprometer com o namorado, Clyde.

Conforme as semanas passavam, Natasha continuava a insistir em sua infância feliz. Por diversas sessões, perguntei sobre seus medos em relação ao tal "vacilo" que ela antecipava no seu relacionamento, o medo de que um dia Clyde revelasse algo que estava escondendo sobre si mesmo. Minhas perguntas sobre como sua família e seus relacionamentos anteriores haviam vacilado não tiveram resposta, mas, quando perguntei a Natasha se alguma vez ela mesma havia escondido algo, uma porta se abriu.

Ela contou que aos 15 anos acabou vendo um e-mail que tinha sido deixado aberto no computador do seu pai. O computador dela estava com defeito e ela precisava terminar um trabalho escolar para a próxima aula. Então perguntou ao pai se poderia usar o computador dele e ele assentiu.

– Acho que ele não percebeu que tinha deixado o e-mail aberto – disse ela. Lágrimas começaram a escorrer dos seus olhos. – O histórico da conversa estava bem ali. Bem na minha frente. Eu li cada e-mail entre eles. Cada um. Não pude deixar de olhar. Não fazia sentido para mim. Alguma mulher, que não era a minha mãe, estava dizendo ao meu pai quanto o amava, quão maravilhoso tinha sido o fim de semana e que mal podia esperar para passarem a vida inteira juntos. E meu pai dizia o mesmo em resposta. Isso já vinha acontecendo havia anos. E ninguém sabia. Meu pai veio até mim. Eu simplesmente olhei para ele com lágrimas nos olhos e comecei a gritar. Minha mãe estava fora viajando a trabalho naquela semana e minha irmã estava na aula de basquete. Ele olhou para mim e disse: "Por favor, não conte nada à sua mãe. Eu prometo que vou acabar com isso." Nós nunca mais tocamos nesse assunto e eu nunca contei nada à minha mãe. Ele terminou com a amante. Eu checava a caixa de e-mails e o telefone dele regularmente para me certificar. Ele me deixava fazer isso. Acho que era nossa maneira implícita de ter certeza de que o nosso "acordo" permanecia de pé.

Ela parou e balançou a cabeça. Estava olhando para baixo enquanto me contava essa história. Levantou o olhar e encontrou meus olhos.

– Que fardo para carregar – falei imediatamente para ela. – Que segredo para guardar por duas décadas. Posso imaginar a dor e a confusão que você sentiu, e os questionamentos que fez a si mesma.

Natasha manteve o segredo. Desempenhara seu papel magnificamente. Tinha guardado o segredo tão bem, inclusive de si mesma, que quase o esquecera. Tinha absorvido aquilo tudo de maneira estranha para permitir que sua família continuasse a funcionar como sempre: feliz, unida, amorosa – como se nada tivesse acontecido.

Não surpreende que ela acreditasse que sua infância tinha sido ótima. O papel de Natasha como guardiã de segredos tinha ocultado e desviado seus familiares de qualquer tristeza e dor subjacentes. Mas foi o próprio sucesso da encenação de Natasha que permitiu que o passado a dominasse e a impedisse de encontrar um caminho mais construtivo à frente.

## Quando trocamos autenticidade por afeto

Na sua infância, provavelmente houve incontáveis momentos em que você se viu forçado a ser um pouco mais disso, um pouco menos daquilo, para conseguir amor, carinho, validação, segurança ou aprovação dos seus pais ou responsáveis. Você deve ter recebido mensagens implícitas dos seus pais, mensagens que eles pensaram que fossem inofensivas, mas que na realidade pediam que você se tornasse menos do que era. E adivinhe o que você fazia quando era criança. Provavelmente concordava. Quer saber por quê? Porque você foi programado para o afeto. Porque o afeto é necessário para sua sobrevivência. E porque sua necessidade de ser amado, desejado, escolhido, protegido e priorizado supera todo o resto.

Só que tão crucial quanto sua necessidade de afeto é seu anseio por autenticidade. Ser autêntico é ser livre para ser e sentir; é revelar-se por inteiro a si mesmo e àqueles que você deixou entrar na sua vida. A autenticidade está no cerne da nossa existência. Sem ela, morremos por dentro.

Autenticidade e afeto são duas necessidades poderosas. Mas, como disse o Dr. Gabor Maté, um especialista em vício e trauma: "Quando a autenticidade ameaça o afeto, o afeto supera a autenticidade."[4] É curioso pensar que tantos têm que escolher entre duas coisas incompatíveis. *Para permanecer unida a você, devo deixar de ser eu mesma; e para permanecer fiel a mim mesma, devo escolher me afastar de você.* E é curioso pensar nas crianças, inclusive em você anos atrás, que tantas vezes precisaram tomar essa decisão.

Quando crianças, de fato trocamos nossa autenticidade por afeto. Claro que trocamos; é o fator mais importante. Notas perfeitas alegram o papai. Fazer silêncio acalma a mamãe. Perder peso faz com que você chame mais atenção. Fingir que está tudo bem deixa seus pais menos estressados. Mentir faz com que o papai não bata na sua irmã. Concordar mantém a paz. Ajudar a mamãe a deixa menos triste. Você aprendeu a se ajustar para ter certeza de que seus pais não viessem a abandonar, rejeitar, odiar, criticar, julgar ou repudiar você. E, como adultos, infelizmente fazemos o mesmo. Mas é porque estamos condicionados a fazê-lo. E porque aprendemos que somos valorizados, acolhidos, priorizados, ouvidos e protegidos quando mudamos quem somos para agradar aos outros.

É aqui, na sua história de origem com o afeto e a autenticidade, que você aprende pela primeira vez a se envolver numa autotraição recorrente. É aqui que você aprende a abandonar seu verdadeiro eu em troca de afeto. Aqui você começa a mudar de forma, alterando quem é para conseguir aquilo de que supostamente precisa.

Pense nisso por um momento. Você foi levado a crer que ser alguém diferente de quem é seria a única maneira de conseguir aquilo que mais deseja. *Se eu me tornar quem você precisa que eu seja, conseguirei amor, carinho, aprovação, segurança e validação.* É uma forma de se proteger, então você faz de tudo para agradar. Mas tornar-se um mutante de sucesso não é uma vitória verdadeira. Isso não lhe dá os benefícios que você deseja. Mesmo que consiga validação por tirar notas altas, acertar sempre ou ser menos emocional, lá no fundo você sabe o que está acontecendo. Você enxerga além e sabe que, se a validação é dada à custa de inautenticidade, não pode ser confiável. Não por acaso nos tornamos adultos inseguros, incertos e desconfiados de nós mesmos e dos outros. Não surpreende que seja tão difícil ser autêntico e acreditar que outra pessoa vai nos amar, escolher, respeitar e honrar.

A história de Natasha é um excelente exemplo. Ela se tornou uma exímia mutante. Evitou a dor da infidelidade do pai para que toda a sua família pudesse seguir em frente. No entanto, as vitórias não surtiram um bom resultado. Ela carregou aquele peso por tanto tempo que já não sabia mais como lidar com a própria dor, a própria tristeza, a própria perda. Trocou seu eu autêntico pelo afeto do pai, que precisava que seu segredo fosse guardado, e pelo afeto da mãe, que nunca soube de nada. Essa troca roubou sua liberdade e sua resiliência. Roubou sua capacidade de administrar os altos e baixos inevitáveis de qualquer relacionamento e de caminhar com seu parceiro em direção à cura. Natasha estava sentada à margem da própria vida, deixando as questões não resolvidas do passado determinarem seu presente e se intrometerem nos seus relacionamentos e no seu processo de cura.

## Nosso passado é a chave para o presente – e para o futuro

Sei que pode ser tentador manter os olhos na recompensa. Sei que você pode querer ficar olhando para a frente, porém preciso que olhe para todos os lados. As histórias do passado, toda aquela coisa de família, importam... e muito. Caso queira curar seu relacionamento consigo mesmo e com os outros, é necessário entender suas histórias de origem. O seu passado não resolvido e não curado está direcionando sua vida hoje, mas isso não precisa continuar acontecendo.

Legados, segredos de família, medos e inseguranças são transmitidos pela cadeia geracional. Algumas dessas coisas são abertamente oferecidas e escolhidas – como divertidos rituais de férias, bordões familiares ou noites de terça reservadas para comer taco. Mas outras são doentias, até mesmo mal-intencionadas. Uma mulher que se torna cada vez mais crítica em relação ao peso da sua filha da mesma maneira que sua mãe a criticava. Um pai cuja paciência começa a diminuir quando os filhos não atendem às suas expectativas irreais, embora odiasse o próprio pai pela rigidez e as regras pelas quais se sentia controlado. Uma paixão que não deve ser revelada por medo do julgamento dos outros, ou a morte de uma criança que nunca foi totalmente aceita e cujo luto nunca foi vivenciado.

Quando Natasha encontrou os e-mails do pai, a experiência a deixou com dúvidas em relação aos outros e, o que é igualmente ruim, em relação a si mesma. Embora não tivesse consciência disso, ela começou a viver com desconfiança. Não sabia em que podia acreditar. Era atraída por pessoas "boas", seguras, que ela descreveria como honestas, bondosas, cuidadosas e atenciosas; no entanto, independentemente de quão consistentes essas pessoas fossem, Natasha estava sempre esperando que algo desse errado. A maneira que ela encontrou de lidar com essa situação era terminar prematuramente seus relacionamentos; assim não teria que esperar por outro vacilo, do mesmo modo que havia acontecido décadas atrás em relação a seu pai.

Isso não era óbvio para Natasha. Ela nunca tinha contado a ninguém sobre a descoberta da traição do seu pai. Aquilo estava trancado dentro dela até que falou alto e bom som para mim. Durante as semanas seguintes, Natasha entenderia que suas dúvidas em relação a Clyde e sua preocupação de que algo "não estava certo" eram extensões dessa enorme ruptura que ela vivenciara com o pai. A precaução e o sigilo que lhe foram pedidos sutilmente por seu pai a mantiveram presa, e ela carregou consigo essa precaução e esse sigilo, o que fez com que sempre escolhesse parceiros excepcionais, mas de quem ela acabava suspeitando em algum momento. Foi apenas quando mergulhamos profundamente na sua Prática de Cura da Origem que ela foi capaz de se libertar do passado e encontrar um final feliz e um caminho mais saudável.

Para muitos, e talvez para você, primeiro é preciso aceitar que esse trabalho de explorar as origens, embora vital, nem sempre é fácil. A ideia de olhar para sua infância pode ser absolutamente intimidante. Pode ser assustador imaginar o que você vai encontrar; pode ser desgastante pensar se você será capaz de lidar com o que vai descobrir – e isso pode parecer um desvio dos problemas mais importantes em questão.

Na realidade, a maioria de nós está mais inclinada a esperar até entrar em crise. E o que posso dizer a você com base em minha experiência profissional é que casais e indivíduos geralmente esperam mais do que deveriam antes de procurar apoio.

Quer esteja ou não num relacionamento, é provável que você esteja sempre barganhando consigo mesmo em busca de uma saída mais simples e fácil.

*Preciso resolver isso por conta própria.*

*Se eu for à terapia, mais coisas ruins serão reveladas.*

*Minha família fez o melhor que pôde e não quero odiá-los desenterrando coisas desnecessárias.*

E se investigar sua história de origem pudesse propiciar o alívio e as respostas exatas que você vem procurando o tempo todo?

# 2
# DÊ NOME À SUA FERIDA

Todos os dias pessoas como Natasha vão à terapia querendo conversar sobre os problemas que estão enfrentando. Tive centenas de primeiras sessões com indivíduos, casais e famílias, e essas sessões quase sempre se resumiram a: *Estamos sempre brigando pelas mesmas coisas e nunca chegamos a uma solução.* Ou: *Paramos de sentir desejo sexual um pelo outro.* Ou: *Ando estressada pensando sobre o meu futuro e sobre o que eu deveria estar fazendo.* Ou: *Não aguento mais tentar explicar meu ponto de vista para minha mãe.*

A maioria quer uma solução imediata. Quer sair do ponto A (sofrimento) para o ponto B (alívio) o mais rápido possível. *O que a gente precisa fazer para não brigar tanto assim? Você pode nos ajudar a encontrar uma solução?* Ou: *Você pode nos dizer quem está certo e quem está errado?* Podemos criar regras e estratégias sobre como brigar, falar um com o outro de maneira mais calma em momentos acalorados, expressar gratidão e fazer com que cada um veja a perspectiva do outro sobre a louça suja, os sogros ou gastar demais. E talvez nessa sessão de terapia você *sinta* uma sensação de alívio, como se tivesse feito algum progresso real.

Mas deixe-me contar o que quase sempre acontece em seguida. O mesmo casal volta na semana seguinte contando uma história que parece muito semelhante à anterior. A jovem que não conseguia se entender com a mãe tem outra conversa com ela, mais uma vez improdutiva. E o casal que estava tentando novas maneiras de se reaproximar sexualmente se sente ainda mais desanimado quando suas tentativas fracassam.

Vou mostrar a você um atalho logo no começo deste livro, está bem? É simples, mas importante. Você já deve ter uma noção do que é, com base no que já leu até aqui, mas este é um bom momento para esclarecer qualquer mal-entendido.

Então lá vai: *Provavelmente há muito mais coisas acontecendo por baixo da superfície do que a questão imediata que levou você à terapia.*

Para fazer mudanças consistentes e duradouras, você deve entender o que está escondido. E o que está escondido são histórias de origem e dores não resolvidas da sua família que precisam de atenção, caso o que esteja acontecendo atualmente tenha uma chance de reparação e alívio. Se você não consegue superar com facilidade os eventos de agora, há uma razão para isso. O trabalho de cura da origem requer que investiguemos nossa família de origem para descobrir ou identificar esses pontos de sofrimento e dar nome ao que anteriormente não foi nomeado.

## As origens de quem você é

Então por onde começamos? Começamos onde *você* começa. Talvez não *tão* longe assim, mas vamos retroceder bastante. Você está prestes a aprender sobre as suas origens.

Comecemos por sua família de origem. Trata-se do sistema familiar no qual você cresceu, e nesse sistema estão as pessoas com quem você tinha e talvez ainda tenha conexão emocional. Uma observação: usarei *família de origem* e *sistema familiar* de maneira alternada nas próximas páginas. As pessoas da sua família de origem formaram a base das suas crenças, dos seus valores e da sua identidade, quer estivessem ligadas a você pelo sangue ou não. Foi nessa família que você obteve seu primeiro aprendizado sobre quase tudo: amor, conflito, crítica... A sua família de origem ensinou a você sobre si mesmo, sobre como se relacionar com os outros e sobre o que esperar dos relacionamentos. Talvez, como eu, você tenha tido dois sistemas familiares (com pais divorciados e núcleos familiares separados). Pode até ter tido mais do que isso.

Para muitos, os pais e os irmãos foram os primeiros guias. Mas para outros uma família de origem inclui avós, madrasta/padrasto, irmãos de consideração, família adotiva, família provisória, uma tia ou um tio que morava na mesma casa. Tive clientes que cresceram com babás com quem passavam mais tempo do que com a própria família, e clientes que iam para a casa dos vizinhos e ficavam por lá até as dez da noite, quando os pais voltavam do trabalho. *Essas* outras pessoas podem ser facilmente consideradas parte da sua família de origem.

E se você cresceu com vários sistemas familiares, vai querer olhar cada um deles. Aprender a se integrar e circular em múltiplas famílias não é uma tarefa fácil. Cada uma delas ofereceu a você ensinamentos específicos. Talvez você tenha recebido mensagens opostas sobre ética no trabalho, sobre a importância da educação ou sobre qual é o comportamento correto de uma criança. Você pode ter cumprido regras diferentes nesses lares – como o tempo permitido em frente à televisão, a hora de ir para cama, o que poderia comer, as tarefas que deveria fazer. E talvez tenha aprendido a existir de maneira diferente nesses lares para se adequar às condições socioeconômicas ou às crenças religiosas de cada um.

Mas o que também pode ter sido diferente é onde você vivenciou dor ou tristeza, ou sossego e alegria. Talvez tenha se sentido valorizado em uma família e não em outra. Pode ter se sentido seguro em um dos lares e aterrorizado em outro. E pode ter se sentido priorizado por um dos pais e não pelo outro. Circular por várias famílias de origem é uma tarefa difícil. Mas vale a pena entender suas diferentes experiências *antes* de nos aprofundarmos, então lembre-se de procurar essas histórias de origem em vários lugares, não apenas no seu lar principal.

Uma história de origem é a história sobre suas primeiras vezes. A primeira vez que lhe foi ensinado algo, a primeira vez que você observou alguma coisa com distanciamento, a primeira vez que ouviu algo que teve um impacto sobre você e, o mais importante de tudo para nossos propósitos, a primeira vez que você sofreu algum dano. E, embora todas as primeiras vezes sejam importantes, o que realmente deixa uma marca é a primeira vez que algo profundamente doloroso acontece, a primeira vez que algo transforma a nossa vida ou alguém pede que mudemos quem somos – mesmo que a memória do que aconteceu tenha sido há muito tempo soterrada.

Também quero ressaltar que, embora os primeiros ensinamentos que você obteve sobre amor, comunicação, limites e outras coisas tenham vindo da sua família de origem, nem sempre as histórias de origem surgem na sua família. Elas não necessariamente se originam na sua infância! Você encontrará histórias de origem e influências vindas da sociedade, da mídia, da religião, de professores, de coaches e de relacionamentos românticos do passado. Essas histórias podem ter sido escritas na sua adolescência, no início da sua vida adulta ou até mesmo há pouco tempo – sempre que você se deparar com algo pela primeira vez. Histórias de origem costumam ser histórias de infância, mas nem sempre é assim. Estamos continuamente escrevendo e reescrevendo a narrativa da nossa vida.

Agora você deve estar pensando que já sabe muito sobre esse assunto – o que é compreensível, já que você é a única pessoa que viveu de fato a *sua* vida. Toda vez que retrocedo e recorro ao passado, aprendo algo novo sobre mim mesma. Eu me vejo através de novas lentes, e acho que você pode fazer o mesmo. Então vamos nos aprofundar com algumas perguntas que ajudarão você a começar esse processo.

## Perguntas para começar

Quando começo o trabalho com meus clientes, preciso aprender como foi para eles a experiência de crescer. Quero saber sobre suas famílias de origem, a dinâmica relacional (passado e presente), as qualidades de cada membro da família, as experiências e observações que o cliente teve ao crescer e muito mais. Nessa exploração também começamos a identificar o que eles queriam ou de que precisavam quando crianças e não conseguiram. Assunto difícil, eu sei, mas crucial para entender os desafios atuais.

À medida que você for explorando seu passado, vai acabar se lembrando de traços ou características de membros da sua família em quem você não pensava havia muito tempo. Pode ser que você reflita sobre como as coisas mudaram na sua família depois de um determinado acontecimento, ou como comportamentos e crenças são transmitidos de geração a geração. Familiarizar-se com essa parte do sistema é importante, já que ajuda você a ter um olhar mais amplo sobre sua família de origem, seu relacionamento com ela e o relacionamento entre os demais familiares. Isso o ajuda a identificar padrões.

Sugiro que você mantenha um diário por perto enquanto lê este livro e faz os exercícios propostos. Talvez você queira anotar algo com que se identifique profundamente ou suas respostas às muitas perguntas que lhe serão feitas no decorrer do caminho. Seja gentil com você conforme começa sua jornada.

Embora algumas perguntas possam diferir de cliente para cliente, quase sempre faço estas aqui:

- Quem você teve por perto enquanto crescia?
- Como os adultos se tratavam mutuamente?
- De que maneiras eles expressavam amor entre si?
- Descreva seu pai para mim – quem ele era como pessoa e como pai para você? O que você admirava e o que julgava nele? O que mais lhe agradava e desagradava?
- Descreva sua mãe para mim – quem ela era como pessoa e como mãe para você? O que você admirava e o que julgava nela? O que mais lhe agradava e desagradava?
- Responda a essas mesmas perguntas se você teve algum padrasto ou madrasta ou outras figuras parentais na sua vida.
- Houve acontecimentos que mudaram a maneira como os adultos se tratavam ou tratavam você? Quais foram esses acontecimentos e o que mudou?
- Alguém da sua família teve que enfrentar algum problema de saúde mental?
- Esse problema chegou a ser abordado? De que maneira?
- Houve infidelidade, traição, grandes mudanças, perdas ou mortes na sua família?
- Como isso impactou seus familiares?
- O que você gostaria que seu pai entendesse sobre você? E sua mãe?
- Caso eles compreendessem essas coisas, o que você acha que seria diferente na sua relação com eles?
- O que você desejava quando criança?
- Caso tenha irmãos, como era seu relacionamento com cada um deles?
- Se você pudesse dizer algo ao seu pai e isso não tivesse absolutamente nenhuma consequência, o que você diria a ele? E o que diria à sua mãe?

- Qual é a sua lembrança favorita da infância?
- Qual é a sua lembrança mais dolorosa da infância?

Responder a essas perguntas leva tempo, requer curiosidade, abertura, coragem e vulnerabilidade, mas ao fazer isso você oferece a si mesmo uma visão valiosa e um contexto importante para suas experiências do passado e do presente.

## Revelação da ferida

Conforme você for mergulhando nas suas memórias, é provável que fique cara a cara com coisas que parecem particularmente desafiadoras e intensas. Isso é normal. O trabalho de cura da origem requer que você identifique e nomeie sua *ferida de origem*, a dor não curada e envenenada do passado que você ainda não reconheceu plenamente na sua vida. Revelar e nomear essa ferida é um dos maiores passos que você dará em direção à sua cura.

Quando ouço a palavra *ferida*, sempre penso primeiro numa ferida física. Lembra quando você machucava o joelho ou o cotovelo na infância? Um dos seus pais provavelmente limpava o machucado, colocava um curativo e dizia que era importante arejar um pouco a ferida para ajudar a cicatrização. Com o tempo, uma casquinha se formava. Mas aí você batia o machucado na quina da mesa ou ficava cutucando a casquinha (como toda criança) e o sangramento recomeçava. A ferida ficava mais uma vez em carne viva e você experimentava a dor física como se fosse a primeira vez.

As feridas emocionais são semelhantes. Elas se formam porque você tem uma experiência dolorosa que o afeta num nível emocional e psicológico. Não há nada que a deixe à mostra, como uma casquinha, mas ela possui efeitos duradouros, que se estendem profundamente. Essas feridas emocionais, tais como as físicas, são cutucadas e estimuladas a ponto de ficarem em carne viva novamente ao longo da vida.

Ao contrário das feridas físicas, que se curam naturalmente, as doenças emocionais não melhoram sozinhas. Sinto muito, mas o tempo *não* cura todas as feridas. Pode até deixá-las mais leves e fáceis de administrar, mas dores emocionais profundas precisam de sua atenção, presença, emoção e energia intencional. E depois disso tudo elas ainda precisarão de seus cuidados. As feridas não desaparecem, apenas se atenuam.

É por isso que você não pode fingir que elas não existem. Procurar suas feridas de origem não significa sair numa busca inútil; significa direcionar-se para a fonte da sua dor. E, como grande parte das feridas emocionais tem origem no sistema familiar, vamos começar procurando ali.

## O que você mais queria era...

Eu gostaria de começar nosso trabalho com uma das perguntas mais importantes que um terapeuta já me fez, uma pergunta que sempre carrego comigo: o que você mais queria quando criança e não conseguiu?

Pare por um instante agora. Não pule essa pergunta. Responda com bastante calma. Eu sei que isso pode provocar muitas emoções. E sei que pensar sobre isso e responder honestamente requer muita bravura e vulnerabilidade. Mas sua resposta contém algumas informações importantes.

O que você mais queria no seu sistema familiar, mas não conseguiu, provavelmente era algo que lhe seria de muita ajuda. Talvez você quisesse se sentir valorizado mesmo quando não tirava notas perfeitas. Talvez quisesse se sentir acolhido, aceito e amado por suas diferenças. Talvez quisesse se sentir priorizado. Talvez quisesse confiar na honestidade e na transparência dos adultos, ou quisesse se sentir protegido num lar que, com frequência, parecia assustador.

Quando essas coisas não acontecem, uma ferida se abre.

Ou seja, você pode ter uma ferida de merecimento. Ou uma ferida de pertencimento. Ou uma ferida de priorização, de confiança, de segurança. Vamos discutir todas elas em detalhes na Parte 2. Por ora, apenas saiba que, quando você não conseguia o que mais desejava, quando não conseguia as coisas que realmente lhe seriam úteis, aquilo provocava uma dor que precisa ser examinada.

Isso não é um convite para procurar algo que é ruim. Seus pais podem ter cuidado de você com todo o carinho, mas talvez tenham faltado a eles as ferramentas para reconhecer suas feridas emocionais. E note que você não precisa ter vivido a pior das histórias para ter uma ferida. O importante é honrar sua experiência sem adulterá-la, distorcê-la ou negá-la. Esse trabalho envolve nomear a perda e observar amorosamente as partes do seu eu que precisam de atenção. Quando fazemos isso, nossas feridas se revelam.

Lembra que, para manter a paz na família, Natasha guardou o segredo do pai, mas também não conseguia nomear a própria dor? Lembra que ela reprimiu a descoberta do adultério para salvar o relacionamento dos pais? Mesmo que ela não admita isso, a visão de Natasha em relação ao pai e ao casamento dele com sua mãe foi abalada naquele momento. Ela estava convencida de que seus pais eram felizes juntos, que eram apaixonados. Estava convencida de que seu pai era um homem bom e honrado. Ele chegava às seis da tarde e amava passar o tempo com a esposa e as filhas. Enchia a esposa de mimos e gostava sinceramente de estar em família.

Natasha não conseguia conciliar o que ela testemunhara e vivenciara, o que ela acreditava ser verdadeiro sobre o próprio pai, com o mesmo homem que vinha tendo um caso extraconjugal havia anos. A sua vida, as suas lembranças felizes – tudo estava sendo questionado. Ela fora enganada, realmente traída, da mesma forma que acreditava que sua mãe e sua irmã tinham sido. Naquele momento, sua relação com o pai mudou de maneira profunda, assim como sua relação com a mãe e a irmã.

A sua ferida de confiança havia sido aberta.

Depois que Natasha descobriu sua ferida e refletiu sobre o que ela mais queria, passamos os meses seguintes explorando juntas sua infância, aquela ruptura e seus efeitos duradouros. Quando ela nomeou sua ferida de confiança, quando reconheceu que o que ela mais queria era confiança e que, em vez disso, tinha sido traída, isso revelou toda uma nova parte de si mesma que agora ela sabia que precisava de atenção. Pela primeira vez na vida, Natasha se viu diante de uma possibilidade autêntica de cura.

∗

O que eu mais queria quando criança era saber que não precisava estar sempre bem. Desejava saber que não era necessário fingir ou disfarçar nada, que também havia espaço para minha luta e minha dor, e que eu não precisava ser uma criança certinha que aceitava tudo. Queria que essa permissão tivesse sido dada a mim pelos meus pais. Queria que eles tivessem visto e compreendido quem eu era de verdade, não a versão que eu representava. Eu precisava que eles me vissem além da fachada. Queria que *eles* fossem responsáveis por suas emoções e suas atitudes, para que eu não me sentisse pressionada a fazer isso por eles. Queria não precisar dizer sempre a coisa certa para não os desapontar nem magoar. *Isso* é o que eu gostaria que tivesse sido diferente.

Muito bem, agora é a sua vez.

Pode ser que você saiba exatamente o que queria quando criança – ou num relacionamento adulto – e não conseguiu. Pode ser tão óbvio que você nem pensa muito sobre isso. Mas se a resposta não está clara, você precisa desacelerar e realmente refletir sobre o assunto. Ou talvez a gente adapte um pouco a pergunta: se você pudesse mudar algo na sua infância, o que mudaria?

Se conseguir pensar em algo, ótimo. Se nada lhe vier à mente, não tem importância também. Cada revelação tem seu tempo, pode acreditar.

## Como ocultamos nossas feridas

A pergunta favorita dos terapeutas em todo o mundo é o que chamamos de *pergunta de limitação*. Em vez de perguntarmos por que você fez ou deixou de fazer algo, perguntamos o que *impede* você de fazer ou não fazer alguma coisa. O que está limitando você?

Quando se trata de nomear ou revelar suas feridas, aplicamos a mesma pergunta: o que impede você de enxergar sua dor? Acontece que a maioria de nós evita ver, revelar ou passar algum tempo com a própria ferida. Para isso, usamos um ou vários métodos criativos, às vezes conscientemente, outras vezes não.

### ESCONDENDO

Uma das maneiras que usamos para encobrir nossas feridas é escondê-las, e essa era uma das minhas habilidades. Você deve imaginar o porquê, pois eu fazia isso muito bem quando criança, literalmente me escondendo no closet com a minha mãe. Mas essa habilidade ficou cada vez mais forte durante minha adolescência e até meus 20 e poucos anos. Eu escondia *tudo* que era vulnerável em mim. Os namorados faziam coisas que me desagradavam e eu fingia que estava tudo bem. Amigos se aproveitavam de mim e eu fingia que nada estava acontecendo. Em cada situação, eu dizia que estava tudo bem, mas na verdade não estava.

Era tão boa em esconder que você nunca saberia quão assustada e insegura eu me encontrava.

Esconder é uma boa estratégia para convencer o mundo lá fora de que algo bem diferente está acontecendo no seu mundo interior. Porém, ao esconder dos outros a sua dor, as suas mágoas, os seus medos e as suas inseguranças, você existe no mundo de maneira inautêntica. Como minha cliente Aazam, que luta com a depressão como resultado de uma ferida de segurança. Às vezes um simples dia é uma batalha para ela, mas, em vez de conversar com um amigo quando está atravessando uma fase difícil, ela se isola e não sai de casa nos fins de semana. Por quê? Porque assim seus amigos não vão achá-la uma companhia chata e depressiva e acabar se afastando. Ou como Dom, que luta com uma ferida de merecimento e tem tanta vergonha do lar em que cresceu que nunca levou suas namoradas à casa dos pais por medo do que iriam pensar. Esconder pode fazer com que você se sinta seguro a curto prazo, mas o resultado é que você não estará totalmente presente nos relacionamentos que mais importam.

## EVITANDO

Outra maneira de encobrir as feridas é evitar chegar perto delas. Você procura se distanciar o máximo possível da dor. Talvez tema a rejeição ou a intimidade, então, em vez de encarar sua ferida, escolhe *nunca* namorar. Ou talvez você tema o fracasso, então nunca se candidata a uma promoção. Afinal de contas, você jamais revelará sua ferida a si mesmo se ela nunca for tocada ou olhada. É assim que essa estratégia funciona.

## REPRESENTANDO

Há quem encubra as feridas representando o tempo todo, e às vezes essas pessoas são mesmo capazes de dar um verdadeiro show de atuação. Pode ser que você seja um perfeccionista e dê a impressão de que sua vida é impecavelmente organizada. Isso o mantém protegido de seus medos, dúvidas e inseguranças. Caso você represente o personagem com sucesso, não terá que encarar a dor. Isso acontecia com Jennie, que trabalhava noventa horas por semana para impressionar o chefe e os colegas. Funcionava – a performance dela era excepcional –, mas por algum motivo os elogios que recebia em sua vida profissional não pareciam tão gratificantes como costumavam ser. Por anos, ela vinha usando seu desempenho profissional como um barômetro para o sucesso. Afinal de contas, se ela sempre pudesse ser celebrada no trabalho, nunca se sentiria inferior nem pensaria que não era boa o bastante, sentimentos com os quais tinha convivido na infância.

### AGRADANDO

Também encobrimos nossas feridas quando tentamos agradar aos outros acima de tudo. Ao fazer isso, você está se esforçando para nunca decepcionar ninguém. Roz, a típica pessoa que gosta de agradar, me contou que comparece a todos os eventos de cada um dos seus amigos. Nunca nega um convite e sempre chega primeiro e sai depois de todo mundo. Seu foco é manter a aprovação dos outros, pois se sentir uma pessoa querida evita que Roz tenha que encarar a sensação de que não era uma criança amada e desejada.

Mostrar-se vulnerável é um compromisso assustador e desafiador. Mas também nos liberta. Você não pode se curar enquanto estiver escondendo suas feridas de si mesmo. Não pode se curar se estiver evitando reconhecer sua dor.

E não pode se curar se continuar representando um personagem para agradar aos outros como uma forma de se desviar da sua ferida. Pense nisso por um momento.

Você não pode fazer mudanças na sua vida se esconde de si mesmo sua mágoa e sua dor. Não pode viver de maneira diferente se bloqueia de si mesmo coisas que precisam da sua atenção. É isso que mantém você preso. Eu entendo, talvez você não esteja pronto para chegar *lá* (revelar sua dor aos outros ou até mesmo senti-la completamente). Mas tente dar um pouco de espaço aos seus sentimentos enquanto lê este livro. Estamos só eu e você aqui. Não precisa compartilhar isso com mais ninguém se não quiser.

## O custo de encobrir nossas feridas

Encobrimos nossas feridas porque elas são difíceis de encarar. Elas são intensas e cruas, e destacam coisas do passado que são dolorosas e prejudiciais. É mais fácil seguir com a vida do que ir até *lá*. Se pudéssemos seguir em frente sem reconhecer nossas feridas, provavelmente escolheríamos essa opção.

Mas simplesmente seguir em frente não funciona. Sabe por quê? Porque feridas não somem. Elas não ocupam menos espaço quando você se afasta delas. Elas não melhoram sozinhas quando você as ignora. Não se curam quando você as evita.

Elas são persistentes porque querem ser curadas.

Caso você tente encobrir uma ferida, ela encontrará um jeito de chamar sua atenção. Na verdade, ela já vem *tentando* chamar sua atenção de maneiras que você ainda nem percebeu – maneiras que provavelmente são mais comuns do que você imagina. É até possível que uma ferida já tenha tentado chamar sua atenção esta semana ou este mês, só que você ainda não sabe o que procurar.

Talvez você esteja *se tornando* seu pai ou sua mãe inconscientemente, ao criticar a pessoa amada ou brigar com ela da mesma forma que seus pais se criticavam ou brigavam. Ou, por outro lado, pode ser que você tenha tanto medo de repetir os padrões dos seus pais que faz de tudo para *não* ser como eles. Em algumas situações isso é um impulso saudável, mas que ainda faz com que você tome decisões com base no medo – como evitar conflitos a todo custo, uma decisão que pode manter as coisas em paz superficialmente, mas impede que você ponha para fora as suas frustrações ou preocupações.

Algumas dessas coisas lhe pareceram familiares? Você provavelmente já observou esses comportamentos no seu círculo de amizades, nas suas relações de trabalho ou nos seus relacionamentos amorosos passados e atuais (não se preocupe, sua mão não foi a única a se levantar aqui). Esses comportamentos, mesmo quando inconscientes, são grandes indicadores de que uma ferida de origem está tentando chamar sua atenção.

## IRRITABILIDADE

Irritabilidade é um dos grandes indicadores de que você tem uma ferida. Quando você se irrita facilmente com alguma coisa, essa reação é um alarme. O seu eu interior sabe que *algo* está acontecendo, e sua irritação faz com que você perceba que não está gostando daquilo, se sente desconfortável ou em perigo.

Às vezes você se irrita porque, no fundo, sabe que algo muito familiar está se manifestando. O seu par está olhando para o celular enquanto vocês conversam sobre um assunto delicado, e isso enche você de fúria. Essa distração lembra a dos seus pais, que não priorizavam você quando era criança. Ou então uma amiga sua cancela os planos pela terceira vez e você chama a atenção dela. Essa falta de consideração lembra a dos seus pais, que lhe prometiam coisas que nunca cumpriam.

Todos passamos por isso. Quando perguntei aos meus seguidores no Instagram o que os irritava com facilidade, recebi centenas de respostas. Eis algumas delas: ser criticado, ser ignorado, ser acusado, ser negligenciado, ouvir que sou muito sensível, ser interrompido, não me sentir ouvido, ser rejeitado, e assim por diante. Por que nos irritamos assim? Vamos explorar isso adiante conforme investigarmos nossas diferentes feridas, mas por ora o ponto-chave é que a irritabilidade é como uma bandeira vermelha na areia indicando que se você cavar um pouco, encontrará uma ferida de origem que ainda precisa de cuidados.

## REAÇÃO DESPROPORCIONAL

Outro sinal de ferida logo abaixo da superfície é quando você tem uma reação desproporcional, ou quando há uma clara incompatibilidade entre um ataque de raiva e o que o provocou. Mahika se ofereceu de bom grado para cozinhar para uma mulher com quem namorava havia alguns meses. Quando, porém, a mulher apareceu na porta da sua casa de mãos vazias e se jogou no sofá enquanto Mahika cozinhava, seus sentimentos mudaram. A convidada estava animada, contando as novidades e perguntando a Mahika como tinha sido o seu dia. Mas Mahika foi perdendo o controle em silêncio: *Não acredito que você não tenha consideração nenhuma por* mim. *Por que não está perguntando se pode me ajudar? Está apenas se aproveitando. Estou cansada de tomar conta dos outros.* E de repente a explosão interior veio à tona:

– Por que você vem aqui se não está interessada em passar algum tempo comigo?

As lágrimas de Mahika começaram a rolar, uma mudança de comportamento que deixaria qualquer um confuso. A namorada não tinha ideia do que acabara de acontecer. Ela se sentia feliz por estar ali, totalmente presente. Mas Mahika estava tendo uma reação intensa a algo que ao mesmo tempo estava e não estava acontecendo naquele momento.

Quando você ou outra pessoa tiver uma reação muito maior do que a esperada, lembre-se de que por trás desse comportamento há uma história rica e complexa, que pode ajudar a dar sentido, ou no mínimo um contexto, ao momento atual. Nesse caso, Mahika havia crescido com um pai alcoólatra que se jogava no sofá, dava ordens e sempre esperava ser atendido. Quando sua namorada apareceu de mãos abanando e não ofereceu ajuda, Mahika inconscientemente reviveu esse sentimento de raiva por estar sendo explorada. Lá no fundo, ela estava vivenciando seus sentimentos negativos do passado, não do presente, e teve uma reação desproporcional por causa da sua ferida de priorização não curada, o que vamos discutir em mais detalhes no Capítulo 5.

## PADRÕES DISFUNCIONAIS

Outra maneira de encobrir uma ferida não identificada é pela repetição de comportamentos e escolhas que prejudicam seu bem-estar emocional, físico, mental, interpessoal ou espiritual. Pode ser que você sempre seja atraída pelo mesmo tipo de pessoa: alguém que trai você, ou esconde algo, ou é emocionalmente distante, ou não quer compromisso. Talvez você tenha decidido que nunca mais teria encontros só de uma noite porque sempre se sente muito mal no dia seguinte... mas acaba repetindo esse comportamento, não importa quanto tenha buscado evitá-lo. Ou talvez continue detonando sua conta bancária para "acompanhar" financeiramente os seus amigos, mesmo sabendo que vai acabar se enrolando para pagar o aluguel no fim do mês.

Você se identificou com algum desses cenários?

Eles são exemplos de padrões disfuncionais, assim como procrastinar, fazer "joguinhos" num relacionamento amoroso, mentir, relevar ofensas e agressões, entrar em discussões inúteis, envolver-se em pensamentos negativos, dar mais do que recebe (relações não recíprocas). O que todos esses padrões têm em comum é que são o reflexo de uma ferida não reconhecida.

## SABOTAGEM

Um dos padrões mais disfuncionais envolve sabotar nossa vida e nossos relacionamentos. Ao entrar no modo sabotagem, você está testando os outros, em geral de maneira inconsciente, na esperança de continuar escondendo e assim reforçar sua ferida, ou então de trazer para a superfície tudo que precisa ser curado.

Uma das maneiras mais comuns de testar ou sabotar um relacionamento é pela infidelidade. Claro que existem muitas razões pelas quais as pessoas traem, mas trabalhei com incontáveis clientes que traíam como uma forma de sabotagem. *Se eu trair, você descobrirá, e então vai me abandonar, porque de todo modo não mereço mesmo este relacionamento.* Isso reforça uma ferida que diz que você não merece amor, intimidade ou parceria – no fim das contas, sugere que você não é digno de ser escolhido.

Por outro lado, a sabotagem também pode ser uma tentativa de corrigir a ferida. Algo assim: *Se eu trair, você descobrirá. Isso vai acabar com o nosso relacionamento, mas talvez a gente possa começar a falar sobre por que eu sinto que não mereço você, ou por que não sou bom o bastante. E talvez a partir daí você me ajude a ver e a compreender que, na verdade, eu sou uma pessoa importante e valiosa na sua vida, merecedora de um futuro ao seu lado.* Eu sei que isso pode parecer exagero, mas é mais comum do que você imagina.

## DAR CONSELHOS QUE VOCÊ NÃO SEGUE

Por fim, existe um sinal talvez menos esperado de uma ferida lutando para vir à tona: é a pessoa que dá conselhos, mas não os segue. Sei que muitos vão se identificar com isso, e tenho certeza de que a maioria de nós já agiu assim em algum momento. Você diz a um amigo que ele deve parar de mandar mensagem para o ex, mas, quando é com você, responde imediatamente. Você explica à sua irmã como ela deve se preparar mentalmente para uma entrevista de emprego, mas não consegue se sentir confiante quando se encontra na mesma situação. Você defende o amor-próprio para seus seguidores no Instagram, mas no íntimo acha difícil gostar de quem você é.

Se você dá conselhos que não consegue seguir, isso é um sinal de que há algo não resolvido. Pode ser que você não siga os conselhos de amor-próprio que dá para os outros porque cresceu acreditando que ninguém ama você. Se o seu lema é "Faça o que eu digo, não faça o que eu faço", é hora de diminuir o ritmo e procurar saber o que não foi curado.

*

Esses exemplos não são as únicas maneiras de uma ferida emergir para chamar sua atenção, mas são os sinais mais consistentes que já vi. Eles revelaram para mim e para meus clientes que havia mais a examinar nas profundezas. Caso você tenha percebido quaisquer desses sinais em si mesmo, posso quase garantir que há mais a ser descoberto.

## Hora de nomear a ferida

Você vai perceber que neste livro eu conto várias histórias. Faço isso porque muitos são tão habilidosos em esconder suas feridas que às vezes a maneira mais simples de acessar o seu íntimo é vê-lo através da história de outra pessoa. As vivências dos outros podem servir de espelho e costumam provocar momentos de identificação. Ler essas histórias e fazer os exercícios vai ajudar você a trazer à superfície o que enterrou e precisa reconhecer. Nem todas as histórias que eu relato, ou as feridas que identifico, serão iguais às suas. Mas aqui e na Parte 2 espero que as experiências e revelações dos outros ajudem você a despertar seu momento de descoberta e facilitem seu processo de nomeação. Vamos começar com a minha cliente Monica.

\*

Comecei a trabalhar com Monica quando, aos 41 anos, ela me procurou com tristeza para falar sobre complicações de fertilidade. Ela havia feito tudo que podia para tentar engravidar, mas nada estava funcionando. Tudo aquilo era debilitante e emocionalmente exaustivo, e ela passava o tempo todo pensando em ficar grávida.

Monica elogiou seu atual marido, Michael, que descreveu como solidário, amoroso e interessado, muito diferente do seu primeiro esposo, que era ausente e um "viciado funcional". Na noite anterior à consulta, porém, ela e Michael tiveram uma briga explosiva na qual as coisas foram de mal a pior. Conforme ela relatava a briga para mim, ficou claro que estava envergonhada do seu comportamento.

– Eu sabia que o Michael iria a um jantar depois do trabalho. Ele tinha me falado sobre isso há uma semana e estava marcado na agenda. Mas, quando ele chegou em casa por volta das onze, comecei uma briga do nada e até peguei o celular dele e joguei do outro lado da sala. Estou muito envergonhada.

Essa era uma reação exagerada demais e não fazia sentido nem mesmo para ela.

– Não sei por que fiz isso. Ele não fez nada de errado. Veio direto do jantar para casa e ficou me mandando mensagens durante toda a noite. O que está acontecendo comigo? – perguntou ela.

A reação desproporcional de Monica foi o alarme de uma ferida que estava tentando chamar sua atenção. Decidimos explorar mais para ver se uma ferida poderia ter sido ativada nela na noite anterior.

Os pais de Monica engravidaram dela quando tinham 20 e poucos anos.

– O meu pai nunca estava por perto, e minha mãe não tinha a menor ideia de como ser mãe. Nenhum dos dois tomou conta de mim. Nenhum deles me orientou ou me apoiou em nada. Nenhum deles parecia lembrar que eu existia. Tive que descobrir tudo sozinha: como fazer o dever de casa, como me alimentar, como ir e voltar da escola. Foi terrível.

Era o momento certo de fazer aquela pergunta importante que meu terapeuta me fez um dia:

– O que você mais queria quando criança e não conseguiu? – indaguei.

– Tudo – respondeu ela.

De muitas maneiras, era verdade, mas também era um desvio. Fiquei sentada em silêncio, dando algum tempo para ela sintonizar-se consigo mesma um pouco mais. Lágrimas brotaram em seus olhos.

– Eu só queria saber que era importante o suficiente para alguém prestar atenção em mim, para alguém ficar curioso e perguntar como eu estava. Era exaustivo ter que descobrir tudo sozinha. Será que isso é pedir muito?

Claro que não era, mas isso não mudou sua experiência.

– O que aconteceu ontem durante o dia? – perguntei.

– Eu trabalhei e tive uma consulta médica.

– Como foi a consulta? Era com seu médico de fertilidade?

– Sim, era. E a consulta não foi nada boa. Recebi notícias bem chocantes e inesperadas. O médico acha que eu não tenho condições de seguir com o tratamento e sugeriu que considerássemos uma barriga solidária.

Isso era demais para ela processar.

Nas primeiras sessões, descobri que Nick, o primeiro marido dela, priorizava o próprio alcoolismo. Ele esquecia detalhes importantes, perdia eventos agendados com meses de antecedência e raramente podia oferecer algum tipo de ajuda, porque ou estava de ressaca, ou bebendo. Aquele casamento repetia de maneira óbvia a dinâmica da sua infância, de algo que estava fadado ao fracasso, e fracassou mesmo.

Mas Monica tinha sido cautelosa ao escolher Michael.

– Não vi nenhum sinal de alerta – disse ela. – Ele me ama e faz planos para nós. Juntos nos divertimos muito e adoramos aventuras.

Ela tinha certeza de que não havia nenhum padrão acontecendo ali.

– Como Michael se sente em relação à barriga solidária? – perguntei.

– Eu não sei. Não falei com ele.

– É mesmo? E tem algum motivo para não ter falado com ele?

– Não costumamos falar sobre esse assunto de fertilidade. Ele quer muito um filho, e é difícil para ele. Em seu primeiro casamento isso foi um fator decisivo. A ex dele não queria ter filhos e pediu o divórcio. Então eu acho que tento protegê-lo do que está acontecendo. Ele percebe que vou às consultas e faço o que tenho que fazer, entende? Digamos que sou a responsável.

– Entendo – respondi. – Eu sei que você sempre tomou conta de tudo sozinha. E fico imaginando se pensar nessa notícia ontem à noite, sozinha, ativou algo. Mesmo sabendo que Michael tinha um jantar, fico pensando se o que você realmente mais queria era que ele perguntasse como você estava. E não que você tivesse que descobrir por conta própria quais seriam os próximos passos.

Ficamos ali em silêncio por alguns minutos. Todo o seu corpo se alterou. Ela colocou o rosto entre as mãos e começou a soluçar. Era óbvio que Michael não tinha ideia do que havia acontecido na consulta médica. Ele nem sabia que ela *tinha* uma consulta. Nesse contexto, as peças do quebra-cabeça da reação surpreendente de Monica começaram a se encaixar.

Michael e Monica tinham um lindo casamento em vários aspectos, mas Monica não podia ser a única a carregar essa responsabilidade. Os dois queriam um filho, e isso exigia que ambos participassem. Ela precisava sentir o esforço, o interesse e o comprometimento do marido. A sua reação confusa e exagerada nos levou diretamente à sua ferida de infância (uma ferida de priorização, que vamos discutir em detalhes no Capítulo 5), que foi ativada pela falta de apoio, orientação e assistência de Michael.

É muito comum uma pessoa se tornar autocrítica, e até mesmo ficar indignada consigo mesma, quando aperta o botão "Lá vamos nós de novo" muitas vezes. Assim como Monica, você pode já ter refletido: *O que há de errado comigo? Por que continuo fazendo isso? Por que não consigo mudar esse padrão? Por que continuo escolhendo esse tipo de pessoa? Por que sempre saio do sério com a minha mãe? Por que ainda não acabei com isso?* Mas essas perguntas só servem para atordoar você. Na verdade, você faz essas coisas por uma boa razão. O seu eu interior está tentando protegê-lo; ele só precisa que você tome consciência disso para ajudá-lo a sair de seus padrões antigos rumo a um novo caminho mais saudável e construtivo. Só que primeiro você precisa descobrir e nomear a ferida que provoca seus padrões recorrentes.

※

Você escolheu ler este livro porque o seu comportamento e o dos outros o colocaram num caminho que precisa de atenção. Aqui você aprenderá que, para seguir uma trajetória mais saudável, precisa examinar suas histórias de origem e as feridas que surgiram quando o que você mais queria na sua família não estava disponível para você. Aprenderá a fazer perguntas como "O que isso tem de familiar?", "Quando foi a primeira vez que vivenciei isso?", "Com quem vivi isso?" e "Que parte do meu passado está se manifestando neste momento?". Você será capaz de perceber seus comportamentos disfuncionais e então poderá se conectar com as feridas de origem que estão aparecendo e precisando da sua atenção.

Você aprenderá a nomear sua ferida, a contemplar e honrar sua dor do passado, a ficar de luto por ela e, por fim, a mudar o percurso e encontrar maneiras de transformar sua vida e seus padrões. Essa é a Prática de Cura da Origem sobre a qual você aprenderá mais no próximo capítulo.

Enquanto encerramos este capítulo, quero lembrar algo importante: sua vida não está contra você; o que ela quer é ser curada. Suas feridas não querem machucar você; elas chamam sua atenção porque você merece sentir alívio. A jornada de resgatar a si mesmo e tomar as rédeas da própria vida é longa, um processo permanente. Contudo, ao reconhecer os efeitos das suas feridas de origem e trabalhar para atenuar o impacto que elas têm em seus comportamentos atuais, você pode estar indo em direção ao caminho necessário da cura.

Então a pergunta é: numa escala que vai de "Vamos nessa!" até "Brené Brown em sua primeira sessão de terapia", quão preparado você está?

# PARTE 2

# A ORIGEM DAS NOSSAS FERIDAS

# 3
# EU QUERO SENTIR QUE TENHO VALOR

Num evento há muitos anos, apresentei aos participantes a seguinte frase: "Não sou merecedor porque..." Todos travaram em silêncio. Aos poucos e corajosamente, foram começando a evocar suas verdades. Uma voz vinda dos fundos falou baixinho:

– Não sou magra o suficiente.

Outra voz disse:

– Vivo repetindo os mesmos erros.

E outra:

– Não sou bem-sucedido.

E outra:

– Não tenho uma carreira e dependo do dinheiro do meu marido.

E continuaram a surgir:

– Porque há pessoas mais atraentes do que eu lá fora.
– Sou preguiçoso.
– Sou obcecada pelo meu trabalho.
– Sou emotivo demais.
– Minha família é um caos.
– Não consigo fazer nada certo.
– Não sou inteligente o bastante.
– Nunca me abro para ninguém.
– Sou muito sensível.
– Sou gordo.
– Sou divorciada.

– Magoo as pessoas.

– Ainda estou solteiro.

– As pessoas sempre me abandonam.

Lágrimas começaram a encher os olhos dos participantes. Conforme ouviam as razões uns dos outros, negavam aquilo tudo com a cabeça. O exercício despertou um sentimento de união e solidariedade – *todos nós carregamos algo e estamos nesta juntos*. Poderíamos ter feito muitas rodadas de exercício, mas achamos que já tinha sido o bastante.

Quando você não se sente valorizado no seu íntimo, acha que não merece coisas boas. Não se considera bom o bastante – *do jeito que você é* – para receber amor, atenção, dedicação e comprometimento. Talvez seja difícil acreditar que você tem permissão para se divertir, para viver com leveza e para se rodear de amigos. Uma ferida de merecimento pode significar que você tem dificuldade para acreditar que merece as coisas que mais deseja neste mundo sem precisar interpretar um personagem ou agir com perfeição para recebê-las.

Lá no fundo, muita gente luta com isso. Há quem acredite que não sabe se virar sozinho, que é preguiçoso demais ou que simplesmente não merece um relacionamento. Essas pessoas fazem a si mesmas perguntas do tipo: *Como alguém poderia me amar se meus próprios pais não me amavam? Será que mereço o amor já que não sou bem-sucedido? Será que alguém vai querer minha companhia? Será que mereço viver um romance já que não sou uma boa pessoa?* E a lista prossegue.

*Eu não tenho valor porque...* As respostas parecem não ter fim.

E se toda essa premissa for falsa? E se você tiver valor e merecer tudo de bom, como amor, diversão e amizade?

Afinal de contas, você não nasceu desmerecedor, então o que aconteceu desde o seu nascimento para que você se questionasse dessa maneira?

Assim como os participantes do seminário, pode ser que você se considere sem valor. Na verdade, a ideia de que você merece coisas boas simplesmente porque nasceu pode lhe parecer forçada. Eu já disse isso antes a pessoas com ferida de valorização, e a resposta foi basicamente: "É uma ideia bonita, mas não penso assim. Nem sei o que isso significa." E, honestamente, não importa que você esteja se julgando agora. Tudo bem se você acha que todo mundo merece mais do que você. Mas eu queria muito explorar isso mais a fundo e ver se juntos encontramos mais sentido, que tal?

Como você começou a acreditar que é uma pessoa muito gorda, muito emotiva, não merecedora de amor? Onde essa história se originou? Quem plantou essa ideia pela primeira vez? E como você passou a desacreditar no seu valor? Assim como acontece com todas as nossas feridas, a resposta é mais simples do que parece.

Existe uma história de origem que convenceu você disso tudo.

## Eu não sou merecedor porque...

Quanto mais tempo passo com as pessoas, mais me convenço de que todos nós podemos ter algum tipo de ferida de merecimento. Ou, pelo menos, questionamos nosso merecimento de tempos em tempos.

Corinna acorda antes do namorado dela todas as manhãs e se maquia. Depois volta para cama para que ele pense que ela já acorda bonita sem se esforçar muito.

Christof está convencido de que será desprezado pelas mulheres que acha atraentes a menos que passe a ganhar muito dinheiro.

Ari acredita que sua doença crônica desgastaria qualquer relacionamento e por isso decidiu nunca se casar.

As narrativas que esses indivíduos contam a si mesmos sobre si mesmos revelam uma ferida de valorização.

Onde se iniciou a história de que você não é bom o bastante e não merece amor, não merece ser desejado e ter alguém ao seu lado? Você se lembra das palavras ou das declarações explícitas que originaram isso? Você se lembra das ações? Você se lembra de como foi aprender que o amor era condicional? Ou da mensagem que o abandono transmitiu a você?

Quando comecei a interagir com Veronica, ela tinha pouco mais de 50 anos. Era solteira, nunca tinha sido casada antes e não tinha filhos. Estava em terapia havia décadas, mas sem muito progresso. Trabalhara em Wall Street por trinta anos e falava com rispidez, em tom áspero. Ela me contou que suas cordas vocais estavam esgotadas de tanta fumaça de cigarro e de tanto ter que gritar mais alto do que os homens por décadas. Ela me olhou, sorriu e disse:

– Não sou grosseira, estou apenas cansada. Aquele lugar me esgotou. De qualquer forma, eu achava que esse lance de terapia fosse funcionar. Mas não está funcionando comigo. Você é minha última tentativa.

Foi assim que começamos nossa primeira sessão.

– É muita pressão para o meu lado – comentei sorrindo. – Então é melhor começarmos os trabalhos.

Veronica não estava preparada para ouvir que sua última tentativa não era eu, era ela, mas não demorou a perceber isso nas sessões seguintes.

Ela me contou que gostava de terapia porque se sentia ouvida. Era bom para extravasar e desabafar. Só não gostava do fato de nada ter mudado para ela.

– Não estou obtendo um bom ROI – disse ela.

Só para você saber, ROI é a sigla inglesa para retorno sobre o investimento. E eu já tinha ouvido algo nesse sentido vindo de quase todos os meus clientes que trabalhavam na área financeira. Eles falavam sobre ROI, análises de custo-benefício e *data points*. (Não esqueçamos os *data points*!)

Veronica achava que tinha gastado muito dinheiro e tempo em terapia ao longo dos anos e o retorno que ela estava obtendo era sempre o mesmo velho resultado, ano após ano. O investimento em terapia não estava dando o resultado que ela queria.

– Eu quero um parceiro. Estou conformada com a questão de não ter filhos, mas realmente quero amar e ser amada.

Com pouquíssima conversa, logo entendi que Veronica nunca tinha falado antes sobre sua família com os outros terapeutas. Sou totalmente a favor de teorias e modelos diferentes; na verdade, sou uma grande defensora de que não existe um modelo que sirva para todos. Mas – e esse é um grande "mas" – não consigo imaginar a terapia sem o entendimento dos relacionamentos no sistema familiar e das histórias de origem associadas a eles.

– Há algum problema em passarmos algum tempo conversando sobre sua família? – perguntei.

– Problema nenhum. Faça o que tem que ser feito.

Já que eu era a última tentativa de Veronica, ela estava pronta para seguir em qualquer direção em que eu a levasse. Comecei perguntando sobre sua família e logo descobri que sua mãe a havia abandonado quando ela tinha apenas 5 anos.

– Você sabe por que ela foi embora? – perguntei.

– Sei. Ela nunca quis ter filhos. Minha mãe só queria curtir. Ela não queria nenhuma responsabilidade, não queria ser pressionada ou perder a liberdade. Ela fez as malas e me abandonou num sábado de manhã como se fosse a coisa mais normal do mundo. Uma mulher encostou o carro na garagem e buzinou. Então ela nos puxou pelo braço, minha irmã e eu, abaixou-se e disse: "Eu amo muito vocês duas, mas ficar aqui não é bom para a mamãe." Ela sorriu e acenou enquanto se afastava com a amiga de carro, e nunca mais a vimos.

Veronica não estava nem um pouco emotiva quando me contou isso. Estava num modo que chamo de *narrativa factual*. Isso acontece quando você despeja os detalhes do que aconteceu sem nenhuma conexão com a emoção associada àquilo ou com o impacto que aquilo teve ou tem em você. Narrativa factual é um tipo de invulnerabilidade, um jeito de se proteger de algo que você considera intenso demais para sentir ou abordar. Veronica tinha se tornado uma excelente narradora factual. Enquanto falava, ela divertia e cativava. Podia levar os outros a sentir algo, mas não se permitia sentir *nada*.

Veronica já tinha compartilhado inúmeras vezes sua história com muitos amigos, colegas e até pessoas que tinha acabado de conhecer num bar. Mas nunca tinha compartilhado com seus terapeutas. Por quê?

– Eles nunca perguntaram – respondeu ela, dando de ombros.

E ela estava certa. Eles não haviam perguntado. Mas Veronica também não tinha comentado nada. Ela era inteligente. Sabia que aquilo era algo importante na sua história; ela só não queria *voltar lá*. Pelo menos até aquele momento.

Veronica já me seguia no Instagram havia mais de um ano e sabia qual era o meu esquema. Ela sabia que estava prestes a mergulhar em sua família de origem, e sabia que esse estilo de terapia não se limitava a desabafos. Arregaçamos as mangas e trabalhamos em conjunto.

Com a partida da mãe, Veronica foi deixada com uma história de origem de desmerecimento.

Às vezes a noção de que temos valor é erradicada num único momento, outras vezes é lentamente removida por uma série de situações ou mensagens. No caso de Veronica, o abandono de sua mãe levou-a a acreditar que não era uma filha boa o suficiente para fazer com que a mãe ficasse.

Como muitos que não se sentem merecedores, Veronica estava desesperada para encontrar alguém que reconhecesse o seu valor. Porém, quanto mais ela desejava um romance, menos aquilo acontecia. Ela terminava os relacionamentos depois de poucos meses. Muitas coisas podem contribuir para uma ferida de merecimento, e Veronica podia se enquadrar em todas. Ela não acreditava que as pessoas pudessem permanecer com ela. Acreditava que não era boa o bastante, valiosa o bastante, importante o bastante para que alguém quisesse ficar a seu lado. Escolhia homens que não estavam disponíveis ou escolhia homens disponíveis e acabava dando um jeito de afastá-los.

Ela me contou que ficava testando os parceiros disponíveis com diversas tarefas. A testadora que havia em mim podia ver a testadora que havia nela. Ela pedia que levassem e buscassem a roupa na lavanderia, que agendassem o serviço de diarista, que reservassem seus voos e que fossem responsáveis pelo abastecimento de comida da casa. Ela os tratava como empregados em vez de parceiros. Mas durante muito tempo não conseguiu ver qual era o problema.

Até que começamos a fazer juntas o trabalho de cura da origem. Veronica testava seus parceiros de maneira tão excessiva que no final eles iam embora. Ela estava numa missão de sabotagem, mas não conseguia enxergar isso. Já era hora de Veronica ver como seu passado estava comandando o show e a mantendo numa espiral de padrões de relacionamentos pouco saudáveis. Era o momento de Veronica se esforçar e ver o tamanho do impacto que sua infância teve sobre ela.

Pois bem, e de onde veio a *sua* ferida de merecimento? Como diria o psiquiatra e psicanalista suíço Carl Jung: "Até você se tornar consciente, o inconsciente dirigirá sua vida e você o chamará de destino." Você também precisa explorar e começar a enxergar sua infância mais claramente. Como veremos, pais indisponíveis, condicionais no seu amor ou hipercríticos contribuem fortemente para sentimentos de autodepreciação. Um dos seus pais ou alguém importante na sua vida exibiu algumas dessas características?

## INDISPONIBILIDADE

Pais indisponíveis têm um impacto sobre os filhos. Há sempre uma história por trás da falta de disponibilidade de alguém, mas ter pais que nunca estão disponíveis para você é doloroso, confuso e solitário, e com frequência resulta numa ferida de merecimento. Lar é onde buscamos orientação, amor, proximidade e conforto. Claro, acreditar que somos merecedores é, em última análise, um trabalho interior, mas quando somos crianças nosso valor está ligado à maneira como os adultos à nossa volta nos tratam, falam conosco e falam sobre nós. Nossa casa é o primeiro lugar onde aprendemos se alguém se importa conosco, se somos dignos e se somos merecedores ou não. Famílias de origem são decisivas em estabelecer e manter a autoestima nas crianças, e relações familiares desempenham um papel central na formação do nosso bem-estar ao longo da vida.[5]

A indisponibilidade pode se manifestar como inconsistência. Ou como ausência. Ou, em casos extremos como o de Veronica, como abandono.

Inconsistência é uma das formas mais comuns de indisponibilidade. Imagine pais que enviam mensagens confusas para os filhos. Um dia eles ajudam você com o seu dever de casa, cheios de orgulho, e outro dia criticam você por não conseguir fazer o dever sozinho. Ou lhe dizem palavras de apoio em momentos difíceis, mas outras vezes mandam você engolir o choro ou resolver seus problemas por conta própria. Ou conversam com você de maneira amorosa quando você comete um erro ou os decepciona, mas outras vezes tornam-se críticos, maldosos e punitivos. Segundo pesquisas, se um dos pais, especialmente a mãe, é inconsistente em fazer elogios, validar sentimentos e expressar amor, a criança pode sofrer de falta de autoestima e ser mais vulnerável à depressão.[6]

Talvez você tenha vivenciado inconsistência de um dos seus pais se:

- *Você não sabia qual versão do seu pai ou da sua mãe você iria encontrar*: a versão amorosa e boazinha ou a altamente crítica. A brincalhona e alegre ou a brava e irritadiça.

- *Você não conseguia prever a reação dos seus pais ou quais poderiam ser as consequências.* Às vezes eles podiam ser compreensivos, outras vezes, extremamente punitivos.

- *Você não tinha certeza de como eles se comunicariam com você.* Às vezes seus pais tratavam você com carinho e consideração, outras vezes não se importavam se magoassem você com palavras.

- *Você nunca sabia o nível de interesse deles por você.* Às vezes eles se interessavam pela sua vida, outras vezes não. Num dia tinham tempo e energia para você, em outro não.

Inconsistência em excesso pode fazer com que você não saiba se era valorizado ou importante para os seus pais. Pode fazer com que você questione sua autoestima e sua adequação.

Preciso esclarecer aqui que *não* estou falando daquele pai que não foi assistir a algumas partidas de futebol dentre as centenas que você jogou, ou da mãe que de vez em quando tinha que ficar sozinha para terminar um projeto, mas em geral era muito presente e amorosa. Estou falando de um nível de inconsistência que é tão desorientador e confuso que cria as condições para você questionar seu valor.

A inconsistência não é a única maneira de os pais se tornarem indisponíveis. Às vezes eles desaparecem por completo e ficam física e emocionalmente indisponíveis. Pais ausentes podem ficar fora por meses por causa do trabalho, podem ter um transtorno mental que faça com que se retirem da vida e da criação dos filhos, podem se casar de novo e se comprometer mais com a nova família do que com você, ou podem apenas não querer ser incomodados.

Pais ausentes, não importa o motivo, podem deixar você se questionando sobre seu valor. Claro, as razões para que se ausentem podem ter algum contexto. Mas coloque-se por um momento no lugar de uma criança. A maioria delas não é emocionalmente madura para entender as razões que envolvem a ausência ou as restrições dos pais. E o que elas tendem a fazer é levar isso para o lado pessoal, especialmente quando nenhuma outra história alternativa faz sentido para elas.

No caso de Veronica, a indisponibilidade veio pelo abandono. A mãe dela a deixou para trás com seu pai e sua irmã sem nenhuma explicação, a não a ser a de que ficar ali "não era bom para a mamãe".

Mas o que *não era bom para a mamãe*?

Para Veronica, isso significava que *ela* não era boa.

Uma ferida de valorização começou a tomar espaço na sua mente de 5 anos e estava preparando o terreno para uma vida de autodepreciação.

– Minha irmã e eu choramos por dias depois que minha mãe foi embora. Minha irmã era dois anos mais velha e eu a procurava pedindo explicações. Como se uma criança de 7 anos tivesse esse tipo de resposta. Conversávamos sem parar. Mexíamos nas coisas da nossa mãe para ver se encontrávamos alguma pista, mas não havia nada. Chegamos juntas à conclusão de que a causa éramos nós. Nada mais fazia sentido. Se ser mãe não fazia bem a ela, então o problema eram suas filhas, certo? Dá para contestar isso?

Depois de sentir a dor que ela trouxe à tona por um momento e reconhecê-la, eu disse:

– Deve ser impossível acreditar que você merece uma relação duradoura, uma pessoa que vá ficar ao seu lado quando sua própria mãe não ficou.

Não era uma pergunta, porque eu já sabia a resposta.

Veronica também já sabia a resposta, mas aquela era a primeira vez que alguém dizia isso a ela de maneira tão direta.

E você? Consegue olhar para trás, para a sua infância, e observar se os seus pais estavam de algum modo indisponíveis para você? E consegue se lembrar de como você se sentia diante dessas demonstrações de inconsistência, ausência ou abandono?

Vamos tentar isso juntos, que tal?

- A pessoa que estava indisponível para mim durante minha infância era _____.
- O tipo de indisponibilidade que vivenciei era [inconsistência, ausência, abandono] _____ e o que recordo dessa experiência é que _____.

Você está fazendo um belo trabalho aqui. Está começando a se envolver com o processo. A indisponibilidade pode não ser tudo que você lembra.

Existem várias maneiras pelas quais os pais contribuem para a ferida de merecimento dos filhos.

## AMOR CONDICIONAL

Acredito que o amor pode ser incondicional, mas os relacionamentos precisam ter condições. Isso é válido para relacionamentos amorosos, relações familiares entre adultos e laços de amizade. Mas o amor incondicional é algo particularmente importante para as crianças, especialmente nas primeiras vezes que elas desbravam o novo mundo. O amor incondicional distingue as crianças dos seus comportamentos e comunica a elas que errar é humano, que fazer trapalhadas é permitido e que a decepção pode acontecer sem colocar em risco o amor que elas recebem e o valor que têm.

Negar amor, conversa ou perdão a uma criança como forma de castigo pode ser uma das experiências psicológicas mais dolorosas que ela terá na vida. Meu pai costumava fazer isso com frequência. Se eu ficava "difícil" (ou seja, comportando-me como qualquer criança ou adolescente) e ele não gostava da minha atitude, ele explodia de raiva e me dava um gelo por dias ou até mesmo semanas seguidas. Era uma forma cruel de punição. Eu não sabia disso na época como sei agora. Sua irritabilidade era o resultado de não ser capaz de lidar com minhas emoções ou com as dele. Ele não sabia como tolerar emoções, então aprendeu a reagir daquela forma. *Aquela* era a sua maneira de se comunicar, de me dar uma lição e de usar o poder e o controle para conseguir o que queria. Mas eu não gostava daquilo. E não era de recuar. Também aprendi a ficar em silêncio, igual a ele, dia após dia, semana após semana. *Quem falaria primeiro?* Eu podia fazer o jogo dele. Mas fazer esse jogo não mudava o fato de aquilo contribuir para a minha convicção de que algo ruim iria acontecer se eu continuasse sendo difícil. E algo ruim aconteceu mesmo: o amor se tornou condicional.

Só para deixarmos claro, quando faço a distinção entre o amor condicional que resulta numa ferida de merecimento e o amor incondicional de que as crianças precisam, não estou falando da ausência de consequências. Estou falando sobre impor consequências quando necessário, enquanto se tranquiliza a criança de que ela ainda é amada. O que eu realmente precisava que ele dissesse era algo como: "Eu não gostei nem um pouco do que você fez, por isso você não poderá sair com seus amigos no fim de semana, mas eu amo você e vou ficar feliz se conversarmos sobre isso quando você estiver pronta."

*Eu amo você e estou disponível.* Isto, sim, tranquiliza. *Eu amo você e você é importante para mim. Eu amo você e não vou a lugar nenhum. Eu amo você e você está a salvo. Eu amo você e perdoo o que você fez. Não importa o que você faça, meu amor é inabalável, mesmo que você precise enfrentar algumas consequências. Eu amo você.*

Eu não precisava dele para me livrar de uma punição. Eu precisava dele para me deixar de castigo e me garantir que seu amor era constante. No entanto, a inconsistência dele criou uma ferida de merecimento em torno do meu comportamento – eu estava sendo muito difícil – que se juntou às minhas convicções sobre o meu valor. *Não seja difícil e você vai ficar bem. Seja difícil e você vai pôr em risco seus relacionamentos e o amor que recebe.*

Minha experiência com meu pai me ensinou que se eu me comportasse de certa maneira, teria acesso a amor, proximidade, comunicação e presença. Ele ficaria feliz em fazer as coisas para mim, preparar meu jantar ou me ajudar com o dever de casa. Mas se eu cruzasse alguma linha invisível, perderia tudo isso. Ele continuou agindo assim até meus 20 e poucos anos. Se eu fosse uma "boa menina", ele ficaria feliz em trazer algumas coisas do mercado só para me ajudar, ou me levaria até a estação de trem na época em que eu fazia o trajeto entre Nova Jersey e Nova York todo dia para trabalhar.

Por outro lado, a partir do momento em que eu dissesse algo de que ele não gostasse ou que magoasse os seus sentimentos, ele me puniria. Eu receberia uma ligação dele às dez da noite dizendo que eu precisava achar outra pessoa para me levar na manhã seguinte até a estação de trem. Sim, havia outras opções – eu tinha um carro e podia dirigir até lá e deixar o carro estacionado ou poderia chamar um táxi –, mas eu não tinha tanto dinheiro sobrando na época, e essa também não era a questão. A questão era que ele estava me punindo. A questão era que ele queria me passar um recado ao parar de falar comigo. Eu aprendi que se me comportasse de determinada maneira, manteria a conexão com ele, a presença, o amor e a tranquilidade dele, mas se não me comportasse bem, eu perderia tudo. Isso me ensinou que eu só tinha valor quando era fácil e agradável; do contrário, não mereceria coisas boas.

- Quais eram as condições para você obter amor na sua família?
- Quais eram as condições que você precisava cumprir para obter proximidade ou presença?
- Quais eram as condições que você precisava cumprir para obter respeito e admiração entre os seus familiares?

O amor condicional elimina a sensação de que somos respeitados e valorizados. Comentários críticos podem desmoralizar uma pessoa, ou coisa pior.

## DECLARAÇÕES OFENSIVAS

Para alguns, uma ferida de merecimento é apresentada de forma muito clara, sem espaço para mal-entendidos. Em vez de apenas se tornarem indisponíveis ou colocarem condições para oferecer amor, alguns pais dizem explicitamente a seus filhos, sem meias-palavras, que eles não têm valor nenhum. Dizem aos filhos que eles nunca serão ninguém, que foram um erro e que nunca deveriam ter nascido, ou que eles são inúteis e um desperdício de vida humana. Isso é abusivo. Totalmente abusivo. Palavras assim são cortantes, nocivas e profundamente prejudiciais. Vamos falar sobre abuso em outro capítulo, mas é importante reconhecer que uma ferida de merecimento pode vir de alguém que nos disse diretamente que não valemos nada.

Às vezes isso acontece repetidamente, o dano sendo causado de muitas maneiras; outras vezes ocorre num acesso de raiva com palavras disparadas sem dó. E às vezes acontece a partir da vergonha e do julgamento. O jeito como nossos pais falam conosco e as palavras que eles usam nos dizem muito mais sobre eles... porém, quando somos crianças, as palavras deles dizem muito mais sobre nós.

Veronica não tinha sentido o peso da crítica do seu pai até o dia em que sua mãe foi embora. Tudo começou com comparações mal-intencionadas com sua irmã, Carol. Depois que a mãe a abandonou, Veronica começou a passar por dificuldades na escola e em outros lugares. A reação do pai era ficar nervoso e fazer comentários críticos sobre como ela deveria se parecer mais com a irmã. Ele dizia: "Por que você não estuda como ela?" Ou: "Se você fosse mais parecida com sua irmã, minha vida seria muito mais simples."

Os comentários eram muito ofensivos. Veronica *teve* que começar a afrontar o pai. Mas, em vez de tranquilizá-la, ele a criticava ainda mais.

– Nossa mãe tinha acabado de nos abandonar, e aqueles comentários me tiravam do sério. Tudo que ele conseguia dizer era: "Seja mais parecida com sua irmã." Seja mais parecida com sua irmã e o quê? Vou te amar mais? Seja mais parecida com sua irmã e vou admitir que sua mãe nos abandonou? Seja mais parecida com sua irmã e talvez sua mãe retorne?

A voz de Veronica ficou embargada. Ela fechou os olhos e chorou. Além do fato de a mãe tê-la abandonado, as declarações ofensivas do pai continuavam a questionar o valor dela. *Eu não consigo ter o amor nem do meu pai, que não foi embora, como minha mãe.*

Nem todas as declarações ofensivas são explicitamente cruéis. Às vezes são mais sutis. Maya tinha uma família amorosa que a apoiava, mas sua mãe, que também lutava com a autoimagem, vivia lhe dizendo que ela nunca deveria ficar dois quilos acima do peso ideal. "Não perca o controle", sua mãe dizia. E complementava: "Mas eu amo você apesar dos quilos a mais."

*Apesar...* que palavrinha. Ela machuca, não é mesmo? Maya sempre esteve em conflito com o próprio corpo. *Se eu não perder peso, ninguém vai me querer. Se eu não perder peso, ninguém vai me achar atraente. Se eu não perder peso, não vou merecer um parceiro.* Essas eram as mensagens que os comentários sutis de sua mãe, não tão sutis assim, tinham deixado para ela décadas antes.

Quando você olha para sua infância, consegue se lembrar das palavras que seus pais diziam e que causaram um impacto duradouro em você? Talvez eles ainda digam as mesmas palavras hoje, como a mãe de Maya, que continua comentando os quilos extras. Ou talvez tenha sido um comentário que foi dito apenas uma vez, mas ficou na sua cabeça para sempre. Vez ou outra deparo com um exemplo de como um comentário cortante determina o tom e a narrativa em torno do amor-próprio pelas décadas seguintes.

Meu cliente Trevor me contou que precisava ficar muito amigo de uma pessoa antes de namorá-la, porque, se ela o conhecesse a fundo primeiro, não o rejeitaria por casa da sua altura. Isso tudo se originou em um único comentário despreocupado feito por uma garota da quinta série de quem ele estava a fim. Numa festa, ela disse: "Você seria um gato se fosse mais alto." E pronto. Um comentário que o levou a questionar seu valor por muito tempo.

Sei que não é divertido relembrar comentários ofensivos e críticos. Mas carregamos as palavras conosco, e é importante que reconheçamos a força que elas possuem.

- A pessoa cujas palavras foram as mais ofensivas que ouvi na infância foi _____.

Pode ser que você comece a perceber algumas sensações físicas ao pensar nessa pessoa. É apenas informação, então não há problema em falar sobre isso.

- Essas palavras me machucam porque _____.

Existe uma cantiga infantil que diz: "Paus e pedras podem quebrar meus ossos, mas palavras nunca vão me ferir." Isso é uma grande besteira. Eles nos venderam um monte de mentiras disfarçadas de resiliência. Palavras machucam. Elas têm permissão para machucar. Permita-se reconhecer que elas machucam.

Explorar as origens da sua ferida de merecimento não é tarefa fácil. Identificar como você passou a duvidar do próprio valor pode ser uma experiência muito intensa. Talvez você perceba algo pela primeira vez, ou talvez se lembre de algo que já sabia. De qualquer forma, lá existe uma ferida que você provavelmente aprendeu a administrar com o tempo.

## Como lidamos com a ferida de merecimento

Existem muitas maneiras de as crianças reagirem quando seu valor está sendo ameaçado ou questionado. Algumas se tornarão perfeccionistas. Outras terão como objetivo agradar aos outros ou ser extremamente úteis para mostrar que têm muito a oferecer. Algumas vão focar em desempenho e realizações, acreditando que, se forem bem-sucedidas, serão merecedoras de atenção, validação e respeito. Farão tudo que estiver ao alcance delas para deixar seus pais felizes, associando a felicidade deles ao seu próprio valor.

Algumas pessoas ficarão eternamente nesse caminho, mesmo depois de terem deixado sua família de origem. Elas continuarão a se apresentar como perfeitas, úteis para aqueles ao seu redor, encenando e agradando, tudo isso na esperança de se convencerem de que são merecedoras de coisas boas, de amor, atenção, proximidade e intimidade. Outras podem até tentar fazer o mesmo, mas acabam aceitando que não merecem nada disso.

Naquele evento que organizei anos atrás, o local estava repleto de pessoas que tinham uma ferida de merecimento. Mas aquele grupo de pessoas é como *todos* os grupos de pessoas. É você e a pessoa que você ama. São seus amigos, seus colegas, seus pais e seu chefe. Você não precisa ir longe para encontrar uma ferida de merecimento, alguém que não se sente bom o suficiente.

Caso você tenha sido uma criança que tentou ser perfeita, ser útil, ter sucesso ou agradar, quero dizer que reconheço quanto você tentou. *Claro* que você fez essas coisas. *Claro* que você fez o que pôde. Você estava fazendo tudo ao seu alcance para assegurar a sensação de merecimento. Estava trabalhando incessantemente para garantir que tinha valor. Foi uma bela tentativa de criar para si um caminho seguro e confiável. E talvez você também possa reconhecer essas tentativas de preservar seu amor-próprio.

Vamos tentar de peito aberto. Você consegue reconhecer quão arduamente trabalhou para se proteger? Consegue ser grato pelo que conquistou?

"Agradeço por _____. Que bom que trabalhei tão arduamente, porque assim _____."

É importante que você mude da autocrítica para a autogratidão. Mas isso não costuma ser fácil. Algo mais pode precisar mudar; seus velhos hábitos podem não servir como antes. Mas a maneira como aprendemos a agir e sobreviver já teve valor e importância imensos para nós, então devemos reconhecê-la com respeito, gratidão e admiração sempre que possível.

## Como curamos a ferida de merecimento

Mudar e transformar é o trabalho que devemos fazer, mas nem sempre é fácil. Por muito tempo, Veronica não conseguiu ver qual era sua parcela de culpa nos relacionamentos malsucedidos. A culpa era sempre dos outros. Os parceiros não se importavam o bastante, não tentavam o bastante e não a amavam o bastante. Precisávamos mudar a mentalidade de vítima dela para que ela pudesse se responsabilizar também. Sem isso, continuaria a recriar essa dinâmica e a culpar todos os outros.

Conforme o meu relacionamento com Veronica ia se desenvolvendo e mais confiança era estabelecida, fui capaz de ajudá-la a olhar mais de perto para sua ferida de merecimento.

– Veronica, acho que você está tornando difícil as pessoas gostarem de você – falei com delicadeza, pois sabia que era algo doloroso de ouvir. – As pessoas não querem servir você. Querem estar ao seu lado. Querem conhecer você melhor. Não querem ser soterradas por uma infinidade de tarefas.

Veronica estava começando a perceber como afastava as pessoas. Ela tornou quase impossível que a conhecessem de verdade, porque, se não atendessem a todas as suas expectativas, ela explodia de raiva. "Por que você simplesmente não pode me ajudar? Será que não sou importante o suficiente para você priorizar isso? Será que não sou valiosa o suficiente na sua vida para você fazer as coisas que eu peço?", ela perguntava aos seus parceiros.

Veronica é incondicionalmente merecedora, assim como você. Você merece amor, companheirismo, presença, atenção, segurança e muito mais. Você merece tudo isso. Só que você também não pode agir da maneira que quiser e acreditar que um relacionamento dará certo de qualquer jeito. À medida que percorremos as histórias de origem de Veronica, ela pôde ver como a sua ferida de merecimento estava sabotando seus relacionamentos. Ela acabou aprendendo que não podia afastar as pessoas e esperar que elas ficassem ao seu lado. Precisava parar de testar as pessoas e aprender a estabelecer alguns limites e parâmetros. Senão continuaria a romper relacionamentos e provaria que sua narrativa de não ter valor algum era verdadeira.

A cura de Veronica exigia que ela se relacionasse com seu lado vítima. Ela teria que estabelecer limites e continuar a fortalecer a convicção de que era merecedora. Ela *poderia* ter um relacionamento feliz, desde que tomasse consciência de que uma parte dela dizia que ela não podia. Em vez de escolher homens indisponíveis ou encontrar maneiras de evitar conexão e intimidade com os disponíveis, Veronica começaria a se abrir para a intimidade. Quando sentisse vontade de designar uma nova tarefa ao seu parceiro ou de lançar um desafio para ele assumir, ela se lembraria de que isso era uma tática que a sua ferida de merecimento costumava usar para confirmar uma história que ela não queria mais provar. Veronica trabalhou arduamente nisso. E *esse* trabalho foi compensador. *Esse* trabalho gerou um ROI fenomenal.

## Prática de Cura da Origem: passo a passo

Vou orientar você por quatro passos que acredito serem vitais na sua jornada de cura. Eu chamo isso de Prática de Cura da Origem. Esse modelo se baseia numa infinidade de conhecimentos terapêuticos sobre como mudanças acontecem, mas o que proponho é o que funcionou para mim e para muitos dos meus clientes. Os passos são *nomear* a ferida, *testemunhar* e honrar essa dor, *ficar de luto* pela perda do seu eu autêntico e finalmente, quando a ferida começar a cicatrizar, *mudar o percurso* para novos comportamentos e escolhas.

Uma vez explicados os quatro passos em detalhes, você terá a oportunidade de aplicar a Prática de Cura da Origem por conta própria. Voltaremos a esses quatro passos para cada ferida abordada aqui na Parte 2, e você se aprofundará melhor naquelas com que mais se identificar. A maneira como você vai passar por isso é muito pessoal e única; não existe um jeito "certo" de trabalhar. E o exercício não será necessariamente fácil no início. Faça o que conseguir. Você voltará a ele muitas vezes. Talvez experimente sentimentos mais fortes do que os de costume. Talvez processe suas memórias e emoções de um jeito mais consciente do que nunca. Permaneça assim. Se você mergulhar de cabeça na Prática de Cura da Origem, verá muitas oportunidades de mudança, crescimento e cura.

## NOMEIE O QUE ACONTECEU

Quando você não consegue reconhecer a ferida, fica muito difícil curá-la. E se você a reconhece incorretamente, pode acabar buscando a cura pelo caminho errado. Alguém com uma história semelhante à sua pode ter desenvolvido uma ferida de origem, mas você não. Pois é, eu sei, é aqui que as coisas ficam mais complicadas, e é por isso que examinar sua história com calma, perceber os detalhes e identificar o que lhe causou dor colocará você no *seu* caminho de cura. É por isso que sempre digo: "Descreva exatamente o que se passou – nem mais nem menos." Esse é um primeiro passo ousado. Exige coragem conforme você começa a nomear o que aconteceu, do jeito que aconteceu.

Você deve se lembrar de Natasha, do primeiro capítulo, e de como foi difícil para ela nomear a infidelidade do pai – e mais difícil ainda lidar com a sutil expectativa de que ela deveria participar dessa traição também. Ou de Veronica, que em suas tentativas anteriores de terapia tinha conseguido não falar, de jeito nenhum, sobre sua família, de modo a ocultar sua ferida de merecimento. Talvez a ideia de nomear sua ferida – e reconhecer que ela nasceu da indisponibilidade dos seus pais ou responsáveis, do amor condicional que você recebia ou das declarações ofensivas que ouviu – pareça arriscada para você também. Esse estágio coloca você cara a cara com coisas que marcaram sua vida e exige que você seja honesto sobre elas, sem diminuir, aumentar, invalidar ou distorcer a história de maneira nenhuma. É importante ir com calma e nomear o que aconteceu. Se você não confrontar o passado, esse lado obscuro e inexplorado pode comandar o show. E posso lhe garantir que ele comandará.

## POSSO CHAMAR UMA TESTEMUNHA?

Ser testemunhado é uma das experiências mais profundas da vida. Então vamos definir o que seria isso no contexto terapêutico. Ser *testemunhado* significa que você (sim, você pode ser sua própria testemunha) ou outra pessoa honra a sua história ao testemunhar sua dor e as coisas que magoaram ou ainda magoam você. Significa que você é uma pessoa ouvida, vista, reconhecida.

Ter sua experiência testemunhada pode mudar a trajetória da sua vida quase que literalmente. Esse simples reconhecimento pode ajudar você a se desvencilhar de um padrão que vem tentando romper há tempos. Não subestime o poder disso. Testemunhar significa estar presente em relação ao que aconteceu ou ao que acontece, vendo, sentindo e experimentando tudo pessoalmente (ou como se você estivesse lá).

Às vezes o poder de sermos vistos em profundidade é tudo de que precisamos para nos libertarmos de um padrão.

Eu me lembro da primeira vez que fui verdadeiramente testemunhada pelo homem que é agora meu marido. (Fico emocionada só de escrever sobre isso.) Eu conversava ao telefone com uma parente que estava muito empenhada em se esquivar daquilo que eu compartilhava. Era uma dinâmica que vinha acontecendo entre nós duas repetidas vezes durante décadas, e eu já estava exausta daquilo. Minha parte ferida tentava fazer a pessoa me ouvir, entender minha dor, assumir alguma responsabilidade. Minhas tentativas estavam falhando terrivelmente e, toda vez que eu falhava, eu me magoava ainda mais.

Era noitinha e Connor estava em casa, e o telefone acabou ficando no viva-voz durante a conversa tensa e frustrante. Ele ficou sentado ali, ouvindo o diálogo. A conversa se desenrolava como sempre, mas o que aconteceu em seguida foi tão terapêutico que me libertou de algo dentro de mim.

Desliguei o telefone e Connor e eu começamos a conversar. Ele me explicou o que tinha escutado. E inacreditavelmente a experiência dele tinha sido igual à *minha*. Ele tinha ouvido as mesmas coisas que eu na conversa e validou meus sentimentos e frustrações. Além de ter me testemunhado naquele momento, ele também testemunhou *todas as versões* anteriores de mim. Fazia décadas que eu tinha sempre a mesma discussão com essa pessoa da família. Minha criança interior se sentiu vista, assim como meu eu adulto.

Embora nada tivesse mudado na dinâmica entre mim e minha parente, eu não me senti mais sozinha. Não precisava que ela captasse e entendesse meu ponto de vista; bastava que outra pessoa o fizesse. Aquele momento me libertou de um padrão doentio que durou décadas.

Pense nisso por um momento. Sua testemunha não precisa ser uma pessoa específica. Claro, podemos desejar que uma pessoa em particular nos ouça, mas o que descobri, tanto pessoal quanto profissionalmente, é que ser bem testemunhado por *qualquer pessoa* pode mudar nosso rumo.

Às vezes a pessoa que contribuiu para a ferida pode estar disposta a ouvir sua verdade. Às vezes isso acontece com seu parceiro ou parceira. Outras vezes, com seus amigos. Às vezes você respira fundo e consegue fazer isso por conta própria. E, como provam todos os retiros que já organizei, isso também acontece com estranhos. Almas corajosas que ficam juntas por alguns dias; indivíduos que nunca se viram antes e que talvez nunca mais se vejam fora do retiro, que testemunham uns aos outros e participam de um estágio de cura capaz de transformar vidas.

Quando me sinto fisgada de volta aos meus antigos padrões, sei que é hora de compartilhar minha experiência de novo. Nem sempre é fácil; na verdade, raramente é. Nesses momentos recorro ao meu parceiro, aos meus amigos que me compreendem ou a mim mesma.

### ABRA ESPAÇO PARA O LUTO

Quando pensamos no luto, costumamos pensar na perda de uma pessoa amada. No trabalho que estamos fazendo aqui sobre sua família de origem, o processo de luto é uma reação à perda de parte de *você mesmo* – de quem você foi, do seu eu autêntico que existia *antes* que as feridas, a dor e o trauma ocorressem. E isso não é tudo que você precisa lamentar. Muitos de nós também devem se libertar das estratégias que aprenderam para lidar com a dor e que os desconectaram ainda mais de si mesmos; das maneiras pelas quais tratam a si mesmos e que são particularmente dolorosas de reconhecer. Talvez você tenha lidado com a dor tratando mal o seu corpo. Talvez tenha lidado com as feridas se envolvendo sexualmente com pessoas com quem não queria ter intimidade. Ou talvez tenha lidado com tudo isso se criticando em excesso e se castigando repetidamente. É trabalhando seu luto que você abandonará essas estratégias ineficientes.

Tanto testemunhar quanto se enlutar podem ser processos de muita carga emocional. Quando é devidamente testemunhado, seja por si mesmo ou por outra pessoa, você experimenta uma espécie de libertação. É como se uma válvula se abrisse e o que havia sido contido de repente começasse a fluir. Você sai do modo proteção para algo muito mais aberto e dinâmico.

Quando a válvula está fechada, tendemos a nos preparar para o pior. Há tensão no nosso corpo. É difícil sentir por completo nossas emoções e os sentimentos são negados ou reprimidos.

Enlutar-se nesse contexto é estar presente para *todos* os sentimentos que aparecem quando você é testemunhado. Uma vez que as válvulas são abertas, permita-se estar com suas emoções e sinta cada uma delas. Aposto que você já sabe o que vai acontecer: assim que der espaço para esses sentimentos, eles começarão a transbordar! Isso é normal e esperado. Não existe um caminho certo nem uma velocidade apropriada para passar por esses sentimentos enquanto você enfrenta o seu luto. Apenas saiba que no final você precisará sentir que está trilhando seu caminho. Você não pode evitar, negar ou reprimir esse caminho. Afinal foi ele que trouxe você até aqui. *Você precisa sentir seus sentimentos.*

Lembre-se: o que foi tirado de você não foi perdido para sempre. Você pode reivindicar de volta seu valor, sua sensação de pertencimento, seu lugar como prioridade, sua segurança e seu poder de confiar nas pessoas. Pode reivindicar de volta a noção de que você merece o melhor, de que sua vida pode ser divertida, leve e feliz.

### ENCONTRE UM NOVO CAMINHO

A atleta em mim sempre gostou de imaginar essa etapa como se fosse um drible. O drible muda rapidamente a direção da bola. Se você der um bom drible em campo, seu adversário ficará perdido. Os seus padrões tóxicos, como um bom zagueiro, antecipam seu próximo passo. O seu trabalho é driblá-los. Padrões se alimentam da repetição; então, se você quer mudar um padrão prejudicial, terá que se tornar imprevisível, pelo menos até encontrar um padrão mais saudável e adequado para você.

Esse trabalho requer que você esteja bem consciente. É aqui que começa a escolher como se conduzirá para um novo resultado. Depois de Connor ter me testemunhado, houve vários momentos em que precisei ser minha própria testemunha e passar muito tempo de luto. Essa libertação, como mencionei antes, me levou a perceber que eu não precisava mais interagir daquela forma com aquele membro da família. Essa percepção não foi o drible em si; o drible acontecia toda vez que eu mudava meu tipo de interação com aquela pessoa. Ocorria sempre que o antigo padrão tentava acontecer e eu não deixava.

Mudar o percurso é um novo compromisso com seu eu. É como se você dissesse a si mesmo: *Eu vejo e respeito você*. Esse respeito é possível porque houve testemunho e luto suficientes. É muito difícil mudar o rumo sem isso. Você até pode ter boas intenções, se concentrar, se comprometer com seus objetivos, fazer várias promessas a si mesmo e ainda assim se pegar repetindo os mesmos padrões com as mesmas pessoas ou com pessoas diferentes. Se você está tendo dificuldade para mudar alguma coisa, é sinal de que não testemunhou e viveu seu luto o bastante. Seu corpo não permitirá que você supere a dor sem antes identificá-la, testemunhá-la e senti-la. Isso não é para ser uma tortura. Pelo contrário, é uma forma de honrar sua dor e suas feridas.

Posso dizer a você com toda a certeza que existe muita libertação quando você nomeia as coisas. Estou me lembrando de uma das minhas citações favoritas da Iyanla Vanzant: "Quando você consegue olhar uma coisa diretamente nos olhos, reconhecer que ela existe, chamá-la pelo nome e decidir que papel ela terá na sua vida, é nesse momento que você dá o primeiro passo rumo à liberdade." E você está fazendo isso. Está dando o primeiro passo rumo à liberdade.

## Vamos começar

Se você se sente pronto para levar adiante esta prática de cura, recomendo que reserve um tempo para isso e encontre um lugar onde tenha privacidade. Também quero lembrar que este exercício é direcionado a quem tem uma ferida de valorização. Se não for o seu caso, sinta-se à vontade para pular para o próximo capítulo e trabalhar no processo de identificação da ferida de pertencimento. Cada capítulo da Parte 2 tem uma Prática de Cura da Origem específica, de modo que você pode aplicar qualquer uma delas às feridas com as quais se identifique.

*

O processo de cura é uma experiência muito sagrada, que pode nos transportar para longe. Normalmente sugiro que você se aconchegue confortavelmente com travesseiros e um cobertor ou se sente numa almofada de meditação e acenda uma vela. Sim, a ideia é preparar o clima para a cura.

O importante é que você se sinta em segurança. Eu gosto de fechar meus olhos, porque assim posso ficar totalmente presente. É o que funciona para mim, mas algumas pessoas se sentem mais seguras de olhos abertos, já que podem ver o que está acontecendo ao redor e se certificar de que não há mais ninguém por perto. Não existe jeito certo ou errado de fazer isso, apenas o seu jeito. Pode ser também que você prefira fazer este exercício numa sessão de terapia. Pense sobre isso. Se estiver passando por um trauma, tenha cautela. Nesses casos é necessário ter alguém que possa guiar, apoiar e ajudar você a criar um espaço seguro para este trabalho.

Comecemos então.

NOMEIE: Mentalize sua primeira lembrança de ter questionado seu valor. Seja gentil nesse momento. Veja se consegue se lembrar dos detalhes dessa primeira vez. Onde você estava? Quem estava lá? Quantos anos você tinha? O que estava vestindo? Foi algo dito por alguém que fez você questionar seu valor? Perceba todos os detalhes possíveis.

TESTEMUNHE: Agora se concentre mais em si mesmo, na sua versão mais jovem que você está observando (não na sua versão atual fazendo o exercício). Como se estivesse assistindo a um filme, quero que você perceba os sentimentos que experimentou naquele momento. Quando Veronica fez este exercício, ela se viu como uma menininha de 5 anos diante da mãe que se despedia porque estava indo embora. Ela se viu observando a mãe entrar num carro e seguir para longe. Veronica assistiu ao seu eu mais jovem vivenciar aquele momento e começou a sentir pena daquela criança, que a partir de então passou a questionar o próprio valor.

FIQUE DE LUTO: Pode ser que você comece a sentir muitas emoções agora. Consegue deixá-las fluir? Talvez você esteja em contato com o que sentiu durante todos aqueles anos. Seu coração pode estar sofrendo pelo seu eu mais jovem que precisou enfrentar um abandono, ou uma série de declarações ofensivas. Seu coração pode estar sofrendo pelo seu eu mais jovem que começou a viver de maneira inautêntica para agradar aos outros e receber amor. Sinta o seu eu mais jovem e perceba o que você quer oferecer a ele neste momento. Quer abraçá-lo? Quer dizer que lamenta muito por ele ter passado por tudo aquilo? Quer pegá-lo no colo e dizer que vai ficar tudo bem? O que você sente vontade de fazer? Apenas observe isso. Deixe a emoção fluir.

Permaneça aqui o tempo que for necessário. Se seus olhos estiverem fechados, espere um pouco antes de voltar ao presente. Mantenha seus olhos fechados e faça pequenos movimentos com a ponta dos dedos das mãos e dos pés. Se quiser, alongue o pescoço. Ou coloque as mãos sobre o peito ou o abdome. Concentre-se de novo na sua respiração. Pense no que você verá quando abrir os olhos. Consegue se lembrar de onde está? Bem lentamente, abra os olhos. Fique o tempo que precisar assim.

Que grande passo você acabou de dar. Ficar de luto não é algo que se faz uma vez só. Talvez você precise revisitar este exercício. Quando estou mais inclinada ao luto, costumo revisitá-lo várias vezes. Assim consigo observar mais detalhes, perceber algo novo sobre o meu eu de 6 ou 9 anos. Sempre que passo algum tempo aqui, tudo me parece familiar e, ao mesmo tempo, novo. É uma experiência que ofereço a você também. Você pode fazer isso ao longo de uma semana todos os dias, quantas vezes precisar ou quiser. Ou pode fazer uma vez só e retomar o processo daqui a meses ou anos. Estou muito orgulhosa de você.

MUDE O PERCURSO: Você consegue refletir sobre como sua ferida de merecimento se manifesta hoje em dia? Em quais relacionamentos ela se torna aparente? Você finge ser quem não é, se esforça para agradar aos outros, esconde seus sentimentos ou finge que eles não existem para se proteger e não se sentir inferior? Consegue parar por um instante e imaginar o que seria diferente se você, na verdade, sentisse e soubesse que tem muito valor? De que maneira sua vida seria mais espontânea se você soubesse que merece amor? De que maneira você pararia de esconder seus sentimentos caso se valorizasse? Mudar o percurso exige que você faça da calma um hábito, que respire fundo e enxergue com clareza seu próximo passo. Consegue terminar a frase seguinte? *Se eu acreditasse que tenho valor, algo que faria diferente seria* _____. Se você parasse de agir assim no relacionamento que mais coloca você para baixo, o que mudaria? Nesta semana eu gostaria que você simplesmente tentasse notar qualquer oportunidade de substituir um velho padrão por um novo. Apenas observe. Não há mais nada que você precise fazer agora.

Ufa! Acabamos de fazer um trabalho muito importante. Observe qualquer sensação bruta ou delicada que você possa experimentar e cuide-se bem. Amor-próprio não se estabelece da noite para o dia. Assim como todo o seu trabalho de cura da origem, esse será um novo compromisso com seu eu, que você vai repetir várias vezes. Vejo o esforço que você está fazendo e mal posso esperar para continuar a caminhada ao seu lado.

Você pode ouvir essa prática de cura em https://www.sextante.com.br/curandosuasferidasdeorigem

# 4
# EU QUERO SENTIR QUE PERTENÇO

Toda criança, todo ser humano, deseja muito fazer parte de algo. Queremos ser nós mesmos e, ainda assim, fazer parte de algo maior do que nós. Queremos pertencer.

Quando nossa família ou outro círculo de convivência não nos leva a trair nossa autenticidade, sentimo-nos respeitados e seguros. Uma bela sensação de pertencimento pode emergir daí. Fazer parte de algo é importante e profundamente valioso.

Infelizmente, muitas famílias e grupos têm formas específicas de agir e, de modo consciente ou não, esperam que você se enquadre para atender às suas expectativas e seguir seus hábitos. Muitas vezes as pessoas sentem que precisam sacrificar quem elas são para fazer parte de um grupo ou até mesmo para pertencer à sua família. Que bom seria se o pertencimento fosse algo concedido, não algo que precisa ser conquistado. Mas o que desejamos nem sempre acontece, ou nunca acontece, ou acontece a muito custo. E crianças empurradas para a exclusão provavelmente se tornarão adultos que ainda se sentem deslocados.

## Origens da ferida de pertencimento

– Por que não existem outros homens gays nesta cidade que queiram apenas sossegar e ser normais?!

A porta do meu consultório nem tinha se fechado ainda quando um Neil claramente frustrado entrou, sentou-se no sofá e jogou a cabeça para trás. Neil tinha 32 anos e havia começado a terapia comigo fazia mais ou menos um mês. Ele tinha se mudado da Virgínia Ocidental para Nova York.

– O que significa *normal*? – perguntei.

– Ah, você sabe o que significa. Um homem que não precise sair para festas o tempo todo. Um homem que queira monogamia. Que queira passar a noite em casa. Queira comprometimento. Um homem que não precise compensar todos os anos em que ficou preso no armário.

Neil estava se recuperando de uma noitada daquelas. Antes de se mudar para Nova York, ele nunca tinha experimentado drogas e bebia apenas socialmente. Agora tinha perdido o controle e viera até mim para descobrir o que estava acontecendo.

– Você se sente pressionado pelas outras pessoas na balada? – indaguei.

– Não, de jeito nenhum. Isso é que é o mais estranho. Há literalmente zero pressão, e mesmo assim aceito algo que não quero só porque me ofereceram e porque todo mundo está fazendo o mesmo.

Perguntei a Neil se ele por acaso achava que seu novo padrão de usar drogas era uma tentativa de se encaixar e finalmente pertencer. Ele deu de ombros e começou a refletir.

– É algo a pensar – disse ele.

Neil sonhava em encontrar na cidade de Nova York o que não conseguiu encontrar em sua cidade de origem: uma comunidade que o levasse a se sentir normal. Mas não demorou muito para ele perceber que mesmo dentro da *sua* comunidade, a comunidade gay, ainda se sentia um forasteiro. Neil queria comprometimento, uma vida com alguém que compartilhasse valores semelhantes. No entanto, estava tendo dificuldade para conhecer alguém que quisesse mais do que ficar com ele por apenas uma noite. Estava frustrado, mas não tinha percebido como aquilo o afetava até que começamos a conversar sobre o assunto.

Neil tinha crescido exatamente entre dois irmãos mais velhos e duas irmãs mais novas.

– Eu era o esquisito – contou. – Não curtia esportes, como meus irmãos, e estava sempre desapontando meu pai. Eu não era o filho que ele esperava ou queria. Eu sabia disso. E minha mãe e minhas irmãs formavam o clube das meninas, onde eu também não era bem-vindo.

Os pais de Neil eram muito religiosos e todo mundo na sua cidadezinha natal sabia da vida uns dos outros. Neil teve que aprender a esconder muito bem aquilo que não queria mostrar. E fez um excelente trabalho em esconder que era gay. Ocultou isso da família por 14 anos, e do restante da cidade por muito mais tempo. Durante anos, Neil se esforçou ao máximo para se encaixar na própria família. Tentou praticar os esportes que seu pai queria (mesmo que secretamente os odiasse) e fazia questão de falar das garotas de quem estava a fim. Neil encenou o papel de heterossexual por muito tempo, mas isso não mudou o fato de ele nunca se sentir encaixado.

Quando decidiu compartilhar sua sexualidade com seus pais, eles não reagiram bem. O pior pesadelo de Neil se tornou realidade. Além de não terem aceitado, seus pais o julgaram e foram consumidos pelos próprios medos e inseguranças.

Quando uma família se depara com diferenças, pode reagir de muitas formas. Como os pais de Neil tinham fortes crenças sobre sexualidade, ouvir que o filho era gay acabou abalando suas estruturas. Eles acreditavam que ser gay era errado, ruim – um pecado. E ter um filho gay significava que tinham falhado como pais. Eles tinham tanto medo de ser julgados pela comunidade onde viviam que acabaram fazendo esse julgamento com Neil.

Na noite em que se abriu com os pais, ele ouviu uma conversa entre os dois.

– Eu me lembro da minha mãe chorando naquela noite. Fiquei sentado atrás da porta do quarto deles e os ouvi conversando sobre mim. Ela disse ao meu pai que eu estava destruindo a vida dela. Chorei todas as noites durante meses porque não conseguia entender como o fato de eu ser gay destruiria a vida *dela*.

Tudo mudou e, ao mesmo tempo, permaneceu igual. O que persistiu foi a falta de pertencimento de Neil. Seus pais começaram a ignorá-lo pela casa e só falavam com ele o necessário. Seus irmãos passaram a agir da mesma forma. Sua mãe deixou claro que, enquanto vivesse debaixo do seu teto, ele não poderia contar nada a ninguém. Nenhuma pessoa da cidade poderia saber. Não importava se ele estivesse dentro ou fora do armário, não havia meios de se encaixar na própria família.

Ele entendeu que aquela notícia tinha chocado seus pais.

– Eles são do Sul e são muito religiosos. Eu sabia que não conseguiriam processar essa informação, mas nunca pensei que me tratariam de maneira tão diferente. Achei que ficariam chateados, mas fossem superar e continuar me amando.

Sua mente entendia a desorientação dos pais, mas seu coração doía. Como um pai e uma mãe podem virar as costas para um filho e transformá-lo num completo estranho?

Todos nós nascemos únicos. Num ambiente saudável, somos ensinados a aceitar e celebrar o fato de cada pessoa ser diferente. Podemos ser nós mesmos e, ainda assim, fazer parte de um grupo.

Às vezes, porém, o sistema do qual fazemos parte não aceita essas diferenças inerentes. Além disso, alguns pais não sabem lidar com as divergências dos filhos com a família. E isso costuma significar, pelo menos nos primeiros anos, que a criança terá que ceder aos pais.

Como criança, você não pode contestar as crenças que lhe são dadas. O importante é se encaixar. A ameaça de não pertencer normalmente empurra as pessoas contra a parede, obrigando-as a escolher o grupo ou a si mesmas. Escolher a si mesmo é um risco muito grande para uma criança. Ficamos muito mais inclinados a escolher o grupo. O pertencimento ao mundo lá fora oferece aceitação, validação e prazer, mesmo quando é apenas ilusório. Não surpreende que a maioria de nós tente se encaixar primeiro.

No entanto, em algum momento provavelmente as diferenças começarão a incomodar. Talvez logo no começo da vida você não tenha aceitado a conformidade. Ou tenha crescido desafiando as crenças dos seus pais. Pode ter se afastado quando já era adulto. Ou fez como Neil, que encontrou um grupo, um lugar para viver, que acolhia suas diferenças e o deixava livre para afirmar quem ele realmente era. Esse distanciamento das crenças e do estilo de vida da família pode começar cedo ou muito mais tarde na vida; em todo caso, se os pais não conseguirem aceitar bem essas diferenças, o resultado será uma pessoa que acredita que está condenada. Se os pais ou um grupo não podem ou não querem dar espaço suficiente para maneiras alternativas de ser, a criança sentirá a rejeição da sua essência. O seu jeito de ser agora estará em conflito com o deles e, quando os pais não estão dispostos a conciliar os dois mundos, o resultado é um conflito explícito e uma ferida de merecimento.

## NEGAÇÃO E EVITAÇÃO

Às vezes a reação de uma família às diferenças do filho é simplesmente evitar olhar para elas. Os adultos se convencem de que se fingirem que nada está acontecendo, o problema deixará de existir – ou, no mínimo, não vão ter que lidar com aquilo. Às vezes os adultos fazem isso para se proteger, outras vezes porque acham que estão protegendo o próprio filho.

Mas é como sempre digo: você não pode evitar o caminho em direção à sua cura. E também não pode evitar o caminho em direção à aceitação e à reconciliação. Quando sua família reage às suas diferenças ignorando e evitando você, não é de surpreender que surja uma ferida de pertencimento.

Conheci Trish em 2015, mas a história dela continuou comigo. Trish teve paralisia cerebral. Ela nasceu com essa condição que afetava seus movimentos, seu tônus muscular e sua postura. Trish mancava e tinha que se esforçar muito mais do que a maioria das pessoas para se sentar e se levantar. Mesmo assim, a família de Trish nunca conversou com ela sobre a doença.

– Toda vez que eu perguntava a eles o que havia de errado comigo, eles diziam que eu não tinha nada. Eles queriam tanto que eu fosse normal que fingiam que não havia nada de errado. Eles ignoravam totalmente a minha paralisia.

Isso deixava Trish muito desestabilizada. Ela *sabia* que tinha algo diferente, mas sua família não reconhecia aquilo. Os colegas na escola zombavam dela todos os dias, mas, quando ela voltava para casa e tentava obter respostas às suas perguntas, ouvia que as crianças estavam "apenas sendo cruéis" e que não havia nada de errado. A tentativa dos pais de Trish de protegê-la e de se protegerem apenas criou mais insegurança e confusão. Andrew Solomon, professor de psicologia clínica e autor de *Longe da árvore*, best-seller do *The New York Times*, fala sobre o que ele chama de *identidades horizontais*, filhos que têm características que são estranhas para os pais, como uma deficiência física, e como essa horizontalidade costuma ser tratada como uma falha, algo que precisa ser consertado em vez de ser aceito e acolhido.[7]

Trish já se sentia diferente por causa da paralisia cerebral e, embora sua família não quisesse lhe causar nenhum dano, ter suas diferenças rejeitadas em vez de respeitadas agravou significativamente sua ferida. Trish precisava que seus pais encontrassem um meio de transpor essa barreira, que encontrassem um jeito de enfrentar quaisquer medos e dúvidas que isso pudesse despertar neles. Ela precisava que, juntos, eles formassem uma equipe, que se comprometessem a encontrar o melhor caminho para seguir adiante.

– Já era bem difícil ter um corpo diferente, mas ter pais que não conseguiam reconhecer isso nem reconhecer minha dor, quando eu literalmente estava implorando por cumplicidade, era muito prejudicial. Isso mexeu comigo de verdade por muito tempo e ainda estou tentando me reconciliar com essa situação – disse ela.

Se você alguma vez já teve sua realidade negada, ignorada ou evitada, sabe como é fácil começar a questionar sua experiência. Com o tempo isso pode eliminar sua autoconfiança e deixar você com inseguranças e incertezas. Enfraquecido, você provavelmente mudará a si mesmo para se encaixar ou se convencerá de que é mesmo um peixe fora d'água.

De que maneira você era diferente da sua família? De que maneira você era diferente do mundo ao seu redor? Seus pais ou alguém do seu círculo familiar negava ou evitava suas diferenças? De que forma?

Vamos trabalhar um pouquinho juntos:

- Eu era diferente porque _____.
- Quem mais negava ou evitava minhas diferenças era _____.
- Se minhas diferenças tivessem sido reconhecidas, _____.

## CONTROLE

Ao contrário de outras maneiras de lidar com a diferença, a evitação pode até parecer uma estratégia benigna. Mas, para os pais que têm muita dificuldade em aceitar as diferenças dos filhos, muitas vezes a saída é tentar exercer controle sobre eles. Com medo de ter suas crenças e seus costumes questionados ou desafiados, eles tomam a dianteira e determinam o que seria um comportamento aceitável ou não. Dessa forma, nunca correrão o risco de estar errados. É muito mais fácil dizer a uma pessoa *como* ela deve ser do que permitir que ela seja quem é de verdade e explore outras possibilidades de viver a própria vida.

Carl era filho de marinheiro. Ele e sua família mudavam-se constantemente. Carl era o mais velho de três irmãos e ajudava sua mãe enquanto o pai estava fora. Quando estava em casa, o pai de Carl era totalmente controlador. As crianças tinham que acordar no horário programado por ele, arrumar a cama no estilo militar e praticar horas de exercícios antes de ir para a escola. O pai de Carl tinha o seu jeito de ser, acreditar e fazer. E esperava que todos os filhos seguissem essas diretrizes. Carl odiava participar dessa rotina matinal.

– A gente não tinha se alistado no serviço militar. O militar ali era *ele* – desabafou comigo.

Carl era bem diferente dos irmãos e implorava e pedia baixinho à sua mãe que falasse com o pai. Ela nunca falava.

– Eu fazia tudo aquilo, mas era muito infeliz – revelou durante uma sessão.

Perguntei a Carl o que teria acontecido se ele tivesse dito a seu pai tudo o que sentia.

– Ele diria que meus sentimentos eram irrelevantes e que eu deveria virar homem.

Muitas famílias têm seu conjunto de regras e expectativas. Geralmente aprendemos cedo o que significa fazer parte da nossa família e o que é exigido de nós. Podemos aprender qual religião devemos praticar, como devemos nos comportar, como precisamos nos vestir, quais escolhas de vida são aceitas e quem podemos amar. Mesmo quando não é explicitamente declarada, a mensagem pode se tornar esmagadora: *Aja como agimos e você vai pertencer a este lugar; aja de modo diferente e correrá o risco de não fazer mais parte desta família.* É nesse momento, quando as expectativas da família se tornam uma forma de controle, que uma ferida de pertencimento pode facilmente se abrir.

Não é apenas o controle que afeta a criança. Muitas vezes é a maneira como os pais evitam encarar os próprios sentimentos de culpa, vergonha ou constrangimento. O controle é um mecanismo de defesa. Ele impede que a pessoa no controle encare o próprio medo de não ser merecedora, amada ou boa o bastante. *Se eu puder escolher por você, fazer por você, conseguir por você ou convencer você de alguma coisa... então vou conseguir evitar meus medos. Se eu puder subjugar você a mim, então nunca vou precisar me render.* Essa é uma das maiores ilusões de uma pessoa controladora.

Hábitos de controle também são transmitidos de geração a geração. Carl me contou que seu avô era ainda mais controlador do que o pai. Conforme discutíamos a origem do comportamento do seu pai, pude ver que Carl começava a entender melhor tudo aquilo. Ele se deu conta de que o pai havia crescido sendo controlado e atormentado pelo pai *dele* e estava apenas passando aquilo adiante.

Mas entender não mudou a realidade de Carl, e não mudará a sua. A compreensão pode oferecer um contexto, mas não muda o efeito que o controle teve sobre você. Se você cresceu sendo controlado, provavelmente acha difícil se sentir uma parte importante, valorizada e respeitada da família.

O controle sufoca. Ele trabalha incessantemente para erradicar as diferenças que há em você. É uma experiência terrível, e não surpreende que você acabe se rendendo ao punho de ferro, entre em guerra contra ele ou encontre uma maneira criativa de se libertar.

Dentro do contexto das suas diferenças no seu sistema familiar, houve alguém responsável por exercer esse controle? Vamos parar um pouco agora e identificar suas diferenças. Você consegue nomeá-las?

- Eu era diferente porque _____.

A partir daqui vamos explorar um pouco mais:

- Quem reagiu de modo controlador às minhas diferenças foi _____.
- A maneira como me controlavam era _____.
- O maior impacto que esse controle teve sobre mim foi _____.

## INTOLERÂNCIA E VERGONHA

Intolerância é a incapacidade ou a relutância a aceitar visões, crenças e estilos de vida que diferem dos seus. Em geral, os pais querem o melhor para seus filhos. Querem que sejam bem-sucedidos, saudáveis, amados e que se sintam acolhidos. Mas, quando a intolerância dá as caras, uma família pode se fechar por completo diante do que é diferente ou desconhecido.

Para Neil, isso resultou em anos de relacionamento difícil com os pais, porque, para eles, aceitar sua sexualidade significava ter que descartar crenças arraigadas. A fim de aceitar e amar o filho gay, eles teriam que atualizar suas crenças inflexíveis em relação à sexualidade, o que por sua vez desafiaria suas principais crenças religiosas e políticas.

A intolerância também se manifesta quando seus pais não aceitam que você ame alguém que tenha uma religião diferente da sua. Ou quando não aceitam sua visão sobre política, religião ou igualdade racial. Ou quando tentam encontrar maneiras de isolar você das outras pessoas por conta das suas diferenças.

Quando familiares possuem convicções que permitem pouquíssima tolerância ou divergência, eles normalmente recorrem à ridicularização ou ao banimento do indivíduo que não consegue ou não pode se adaptar. Isso não tem nada a ver com você e diz mais sobre eles. As diferenças que você exibe refletem algo sobre eles, muitas vezes revelando as inseguranças, as dúvidas e a vergonha que eles mesmos sentem. Quando ignorada, essa dinâmica é corrosiva, tanto para a pessoa quanto para o relacionamento.

A ridicularização é possivelmente a reação mais destrutiva às diferenças. Ela vai convencê-lo de que você é um fracasso tão grande que não merece ser amado. Já é ruim o bastante quando você se ridiculariza, mas ser ridicularizado pelos outros – especialmente pelas pessoas importantes de quem você esperaria receber amor, cuidado, carinho e proteção – pode ser debilitante.

Quando conheci Bri, seu crítico interior era muito cruel. Crítico interior é o que os terapeutas chamam de voz autocrítica dentro da sua cabeça. E essa voz tem sempre muito a dizer, geralmente coisas desagradáveis. Porém, eu sempre afirmei que ela também possui uma história de origem – que não começou com você sendo cruel consigo mesmo. Essa voz vem de algum lugar, e Bri aprendeu a se ridicularizar com a própria mãe.

Bri cresceu num lar evangélico depois que seus pais se divorciaram. Sua mãe encontrou na igreja um alento para seus dias difíceis, mas ela praticava a religião de maneira radical. E o comportamento de Bri, típico da adolescência, era inaceitável para sua mãe. Quando Bri vestiu seu primeiro biquíni, a mãe teve um ataque.

– Ela começou a chorar e me disse que eu iria para o inferno. Mesmo naquela época eu sabia que aquilo não fazia muito sentido, mas assimilei como verdadeiras as coisas que ela me disse. Comecei a achar que eu não prestava. Que tudo que eu fazia era uma pouca-vergonha. Namorar, ir ao baile de formatura, usar determinadas roupas, tudo a levava a dizer que eu estava "seguindo os passos de Satanás". Era uma loucura.

A ridicularização constante de Bri fez com ela acreditasse que não pertencia àquele lar. Ela não sentia que estava fazendo nada de errado, mas o feedback que recebia da pessoa mais importante na sua vida lhe dizia o contrário. Por anos, Bri tentou viver de um jeito que sua mãe pudesse aceitar, mas acabou admitindo que nunca poderia agradá-la.

Por não ter espaço para encontrar seu caminho sem ser ridicularizada enquanto crescia, Bri internalizou essa vergonha e continuou a enfrentá-la na vida adulta. Quando você julga, critica e ridiculariza a *si mesmo* o tempo todo, fica impossível viver de maneira autêntica e sentir que pertence a algum lugar.

De que maneira suas diferenças lhe causaram vergonha ou foram julgadas? Consegue refletir sobre como essa vergonha e esse julgamento contribuíram para criar sua voz autocrítica? Consegue identificar a história de origem por trás dessa voz? Se seu crítico interior não nasceu de você, como ele surgiu?

- O que mais ouço da minha voz autocrítica é _____.
- A história de origem do meu crítico interior é _____.

## IMPACTO DOS SISTEMAS SOCIAIS

Mais do que nunca, temos medo de discordar de amigos e estranhos por causa da crescente grosseria à nossa volta.[8] Somos uma sociedade muito mais polarizada do que antes.[9] As pessoas vivem com medo de ser canceladas e excluídas se suas convicções forem diferentes das dos seus vizinhos. Ficou mais fácil se conformar e acatar do que ser fiel à própria autenticidade.

Nem todas as feridas nascem de sua família de origem, e nem todas surgem logo cedo na vida. Portanto, quando se trata de feridas de pertencimento, é especialmente importante respeitar o impacto e a pressão que a sociedade, a publicidade, a comunidade e os sistemas em geral exercem sobre todos nós.

Para todos os lugares que olhamos, a publicidade alimenta e se beneficia de nossas inseguranças. Ela tira proveito de nosso medo mais primitivo de sermos diferentes. As ferramentas de mídia social que criam a imagem "perfeita" distorcem a realidade e fazem com que você se compare com a vida "melhor que a sua" que todos estão vivendo. Não queremos ser os *únicos* que não têm a experiência que todo mundo terá. Usamos até uma sigla para isso: FOMO, que em inglês significa *fear of missing out*, ou "medo de ficar de fora". Os padrões de beleza nos Estados Unidos há muito validam o padrão europeu, que enfatiza peles claras e pessoas altas e magras. E até recentemente, nos programas de televisão, no cinema, nos comerciais e nas revistas, havia pouca representatividade de diferentes culturas, tons de pele, sexualidade ou dos chamados relacionamentos românticos não tradicionais, dificultando que milhões de crianças e adultos se reconhecessem em *quaisquer* personagens, relacionamentos ou carreiras que lhes eram apresentados repetidas vezes.

Ninguém quer ser excluído. Ninguém quer se sentir deixado de lado. E ninguém quer se sentir um estranho. E, mesmo assim, é o que muitas pessoas vivenciam. É muito solitário se sentir assim na família, na escola ou na sua comunidade. Por isso tantas pessoas buscam algo que as ajude a fazer parte.

A alternância de códigos linguísticos é quando uma pessoa aprende a ajustar um sotaque ou dialeto, ou a mudar seu comportamento e sua aparência, só para se encaixar. Isso é comum quando pessoas não brancas se sentem pressionadas a ser "mais brancas", ou a se adaptar ao grupo predominante – como crianças negras ou pardas aprendendo a viver numa comunidade ou escola de maioria branca. Ou como uma pessoa gay apresentando-se de forma heteronormativa. Ou alguém não binário vivendo num sistema binário. Ou uma criança bolsista numa escola particular tentando esconder sua considerável diferença social.

Quando conheci Vanessa, ela pareceu aliviada por ter me procurado. Vinha tentando seguir em frente após um rompimento complicado, mas ser mãe solo e, ao mesmo tempo, processar e lamentar o fim de um relacionamento era um pesadelo. Ela se sentia envergonhada e constrangida, além de ter que se esquivar o tempo todo do comentário "Eu avisei" que seus familiares e amigos faziam sobre seu ex, um atleta muito mais jovem do que ela.

– Eu sei, eu sei – disse Vanessa, prevendo algum julgamento de minha parte por causa da diferença de idade, mas em vez disso revelando o próprio julgamento.

Vanessa era filha única. Seu pai, que tinha falecido quando ela era mais jovem, era negro e sua mãe era branca. Vanessa cresceu numa comunidade só de brancos e frequentou uma escola só de brancos. Tinha muitos amigos e aproveitou bem sua infância, mas ficou claro que, para se encaixar, ela sentia a necessidade de ser mais branca. Isso significava se vestir de determinada maneira, arrumar o cabelo de determinada maneira e falar de determinada maneira. Do ensino fundamental até a faculdade, ela enfatizava sua branquitude para pertencer. A negritude de Vanessa, por outro lado, teve que ser diminuída e às vezes até mesmo apagada. O Dr. Walker S. Carlos Poston propôs uma teoria de desenvolvimento de identidade birracial descrevendo como indivíduos birraciais ou multirraciais se sentem pressionados a escolher uma identidade de grupo racial ou étnico em vez de outra. Ele afirma que essa escolha é decisivamente influenciada pelo status relativo do grupo, pela influência dos pais, pelo conhecimento cultural e pela aparência.[10] O pai da Vanessa foi quem lhe ensinou sobre a história dos negros e mostrou a ela uma parte de si mesma que ela não encontrava em nenhum outro familiar. Depois que ele faleceu, ela se sentiu cada vez mais distante da sua herança negra. Apenas mais tarde entendeu o significado daquela importante perda na sua vida.

Vanessa estava numa jornada para pertencer, mas o que acabou encontrando foi um novo lugar onde não se encaixava, pela cor da sua pele, por ser mãe solo, por não se parecer com as namoradas e esposas da maioria dos jogadores da liga quando ela e o ex estavam juntos. Notando o próprio corpo atlético, ela descreveu as outras namoradas e esposas como curvilíneas, dizendo que suas roupas, cabelos e maquiagem simplesmente "não eram para ela". Suas autodescrições sempre reforçavam sua condição de estranha. Rodeada por sua família agora toda branca, seus amigos e sua vizinhança branca, ela estava se afogando nas próprias diferenças.

Quando Vanessa se mudou para Nova York, começou a se ver em outras pessoas. Os outros se pareciam com ela e ela se parecia com os outros. Foi um alívio, e ela renovou suas esperanças de que, finalmente, poderia encontrar seu lugar. Mas seus amigos ainda faziam comentários que a deixavam de fora: diziam que ela não era negra o bastante, e até mesmo que era clara demais "para uma mestiça".

Esses comentários lhe causaram muita dor e reforçaram sua ferida de pertencimento. Vanessa cresceu em sistemas onde suas diferenças eram óbvias, mas raramente reconhecidas ou respeitadas. Quando algo não é reconhecido, você busca o que é reconhecido.[11] Para Vanessa, isso significava ser mais branca. E, quando ela finalmente começou a se mostrar por completo, *ainda assim* não conseguiu se encaixar totalmente.

Sem dúvida você foi impactado pelos sistemas sociais. Eles jogam seus tentáculos sobre todos nós. Mas a pergunta é: "De que maneiras?" Algumas podem parecer óbvias para você; outras, mais sutis. Algumas podem estar sempre presentes, enquanto outras se aproveitam de um momento em particular. Proponho que você reflita um pouco agora. Como o seu medo de não pertencer foi agravado pela mídia e pela sociedade? De que maneiras você se sentiu excluído? Deixado de lado? Ou tão diferente que precisou encontrar um jeito de sobreviver? Tente completar as seguintes frases:

- Durante minha formação eu tentei me enquadrar fazendo _____.
- Eu me sentia pressionado a _____ porque eu era _____.
- Eu precisava me encaixar porque _____.
- Hoje isso se reflete em _____.

Explorar as origens da sua ferida de pertencimento não é uma tarefa fácil. Identificar as formas como você tentou se encaixar com os outros pode trazer à tona alguns sentimentos. Ver como você trocou autenticidade por pertencimento pode ativar algo dentro de você. Deixe essa emoção motivá-lo. As coisas não precisam continuar como estão. A beleza do trabalho que estamos fazendo é justamente esta: você escolhe um novo caminho para seguir.

## Como lidamos com a ferida de pertencimento

Para realmente pertencer, a autenticidade deve estar no comando, não a conformidade. Como disse a grande Maya Angelou: "Você só é livre quando percebe que não pertence a lugar nenhum – você pertence a todos os lugares." Este é um momento profundo de reconhecimento no qual pertencer a si mesmo significa que você está em paz consigo mesmo e que pertencerá a todos os lugares e ao mesmo tempo a lugar nenhum. Todos os lugares estão dentro de você. Lugar nenhum está fora de você. Viver com autenticidade significa que nada pode ser tirado de você e que você reagirá de maneira diferente ao julgamento, à vergonha, à rejeição ou ao repúdio.

Porém, poucos de nós saem diretamente de uma ferida de pertencimento para aceitar nossa autenticidade. A vida não é simples assim. Em vez disso, com frequência tomamos outro caminho ainda mais prejudicial. Talvez percorramos o caminho da adaptação ou da rejeição antes de descobrirmos um jeito de pertencer sendo autenticamente nós mesmos.

## O CAMINHO DA ADAPTAÇÃO

A maioria de nós está bem consciente de que nossas diferenças começam com adaptações. *Aja dessa maneira e você pertencerá.* As adaptações não perturbam o equilíbrio e dão a você o que mais deseja na infância: validação do sistema ao seu redor. Regras, estruturas e ordem possuem grande valor, e existe beleza em ter um jeito específico de fazer as coisas em família. É no lado saudável disso que o pertencimento floresce. Mas, quando se tornam um requisito, as adaptações se intensificam. Você passa a ter uma sensação falsa de pertencimento: *Você é parte de um sistema, mas só porque está mudando quem realmente é.* Isso não é pertencer; é se encaixar.

Quando tenta se encaixar, você se adapta ao que o sistema está pedindo por medo de uma consequência muito real: se não se encaixar, você não vai pertencer. Pode ser que tenha medo de ser tratado de modo diferente, de ser ignorado, menosprezado, ofendido ou punido de alguma forma. Pessoas, uma comunidade ou um sistema podem julgá-lo por suas diferenças. E você acaba entendendo que se não se adaptar, estará fora.

Muitos sistemas vão pedir a você que se adapte para se encaixar. Uma família pode exigir que você siga uma versão específica de perfeição para ser um deles: por exemplo, ao se vestir de determinada maneira, manter uma imagem em particular ou ser uma boa moça ou um bom rapaz. Eles podem exigir que você sempre concorde, não diga nada controverso ao emitir uma opinião, nunca fale sobre sentimentos nem fique chateado. Um sistema cultural pode lhe pedir que seja mais parecido com a maioria para ser reconhecido, validado, honrado ou até mesmo para ter segurança.

Adaptação, no sentido de tentar se encaixar, é um caminho para a sobrevivência, mas não é o destino. No fim, o verdadeiro pertencimento requer cura e evolução.

De que maneiras você aprendeu a sobreviver pela adaptação? Você pode examinar essa questão pelas lentes da sua família ou pelas lentes do mundo como um todo. Consegue ver como a adaptação foi útil para você no passado? Ela ainda é útil ou está atrapalhando alguma coisa? Não há resposta certa ou errada aqui. Apenas se abra para suas reflexões.

## O CAMINHO DA REJEIÇÃO

Rejeição é quando você, conscientemente ou não, escolhe um caminho de resistência. Isso costuma acontecer *depois* de você ter tentado a adaptação. Rejeição é menos uma tentativa de autenticidade do que uma tentativa de não ser controlado, dominado ou perseguido. Pode até parecer um posicionamento, mas normalmente é mais uma reação ou rebelião enfurecida do que uma tentativa real de reivindicar sua autenticidade, e no fim isso acaba empurrando você para fora cada vez mais.

Talvez você tenha escolhido se vestir ou se portar de maneira não convencional. Talvez tenha feito algo que sabia ser embaraçoso para sua família. Talvez tenha rejeitado uma religião ou os valores que vêm com ela e optado por um caminho mais cético numa família de devotos. De qualquer forma, a rejeição costuma deixar a pessoa se sentindo como se ainda fosse estranha, a ovelha negra, aquela que não pertence.

Você se lembra de Carl, o filho de militar do início deste capítulo? Quando Carl começou a terapia, sua intenção não era falar sobre o pai controlador. Ele veio até mim porque estava lutando com problemas de imagem corporal.

– Eu fui gordo a vida inteira – contou ele na nossa primeira sessão. – Nunca me senti atraente e nunca tive ninguém me dando nenhum tipo de atenção positiva. Quero crer que sou capaz de namorar, que alguém vai me escolher, mas é muito difícil acreditar nisso.

Eu pude sentir como aquilo era doloroso para ele. Carl descreveu toda a sua família como "muito esbelta" e expressou como foi difícil ser a única pessoa gorda entre eles. Pude entender até que ponto aquilo tinha sido complicado para Carl, mas algo parecia estranho. Eu queria voltar à adolescência dele para entender melhor aquelas manhãs militares.

– Você fez a rotina matinal com seu pai e seus irmãos durante todo o ensino médio até ir para a faculdade? – perguntei

– Não – respondeu ele. – Eu parei quando tinha mais ou menos 12 anos.

– E como isso aconteceu?

– Foi quando comecei a engordar. Eu não conseguia fazer os exercícios por causa dos quilos a mais.

– Achei que você tivesse dito que foi gordo a vida inteira – comentei.

– Bom, sim, quero dizer, eu fui gordo uma boa parte da minha vida. Eu era magro antes de o meu pai ficar em casa direto.

Esse detalhe abriu muitas portas na nossa terapia. Carl logo compartilhou comigo que tinha engordado tanto que fisicamente *não conseguia* fazer a maioria dos exercícios que seu pai queria que ele fizesse. Seus protestos verbais não o levavam a lugar nenhum, mas seu ganho de peso finalmente tinha feito com que aquilo tudo acabasse. Carl chegou a ficar tão pesado que seu pai desistiu e parou de prestar atenção nele completamente. A tentativa inconsciente de Carl de fazer com que os exercícios militares parassem teve sucesso, mas à custa do seu sentimento de pertencer àquela família. Ele não fazia mais parte daquilo de que não queria participar, mas também não participava da família da qual ele *queria* fazer parte. É interessante notar como tanto a adaptação quanto a rejeição fazem com que você continue se sentindo excluído, ou no mínimo o impedem de viver autenticamente.

Carl encontrou um caminho de rejeição – que reconhecemos ser muito criativo –, mas isso fez com que ele se sentisse ainda mais marginalizado. Ele estava começando a reconhecer que pertencer não significava encontrar um caminho para se encaixar ou rejeitar o pai controlador. Significava, isto, sim, encontrar um caminho para escolher a si mesmo.

O objetivo, como sugere o saudoso terapeuta sexual e de casais Dr. David Schnarch, é a verdadeira diferenciação, a capacidade de ser você mesmo enquanto mantém relacionamentos com os outros.[12] Você defende a si mesmo e aquilo em que acredita, mas faz isso com calma, não com rebeldia. Uma vez que você tenha esse tipo de conscientização, não precisará mais da rebeldia e da rejeição como estratégias para punir de volta.

Pode ser mais difícil definir um caminho de rejeição do que um caminho de adaptação, mas não quero que você deixe de perceber como esses caminhos ainda podem levar à inautenticidade. Quando você se rebela, seus comportamentos são motivados pela dor da rejeição, do controle, da vergonha e da intolerância que já teve que enfrentar.

De que maneiras você aprendeu a sobreviver por meio da rejeição? Em que momentos ela foi útil para você? Ainda é útil hoje? Como você age num contexto de rejeição hoje em dia? Tem curiosidade de saber de que isso está protegendo ou privando você?

## O CAMINHO DA AUTENTICIDADE

Viver autenticamente significa que suas escolhas e ações estão alinhadas com suas crenças e seus valores fundamentais e com o seu verdadeiro eu. Significa que você escolheu seu caminho, mesmo que haja consequências no mundo ao redor. Falaremos mais sobre isso no Capítulo 11, mas eu gostaria de deixar bem claro aqui que, quando existe uma ferida de pertencimento em ação, é muito difícil priorizar a autenticidade. A maioria das pessoas se encontrará entre a adaptação e a rejeição por algum tempo antes de ter a oportunidade de respeitar verdadeiramente sua autenticidade.

Viver autenticamente é desconfortável se você nunca viveu assim antes. Isso pode transformar sua vida, porque significa que aqueles que não concordam com você, ou que não vivem de maneira autêntica, não podem controlar ou persuadir você, não podem encher você de culpa ou vergonha, e que a intolerância deles não pode ditar suas escolhas. Ufa! Um pouco de liberdade.

Quando conheci Neil, ele não estava vivendo de maneira autêntica. Ele seguia a multidão, usando drogas e dormindo com todo mundo, mesmo que ninguém o estivesse pressionando a isso. Ele estava se traindo para ter o gostinho do pertencimento. Assim que percebeu que seu comportamento estava conectado à sua ferida de pertencimento, Neil fez uma mudança. Ele já se sentia abandonado por sua família e não queria de jeito nenhum também abandonar a si mesmo por meio de decisões autodestrutivas. Neil queria se encaixar, mas não à custa da sua saúde e de seus valores. Ele queria fazer parte, mas percebeu que nunca pertenceria sendo alguém que não era.

## Como curamos a ferida de pertencimento

Em nosso trabalho juntos, a autenticidade de Neil se tornou uma prioridade para ele. Quando Neil estava nas festas farreando, mas ao mesmo tempo procurando um parceiro que quisesse monogamia e uma vida caseira e tranquila, sua identidade entrava em conflito. Era preciso que ele começasse a viver a vida que queria, era preciso que realmente a concretizasse, antes que seus valores, suas escolhas e suas conquistas pudessem se alinhar. Se você diz que quer uma coisa, mas escolhe se envolver com outras que estão em conflito direto com essa visão, fica difícil para sua mente confiar no que você diz.

Embora fosse raro Neil visitar a Virgínia Ocidental, quando estava lá nos feriados ele se deixava livre em vez de se esconder. Essa atitude veio de um lugar profundamente enraizado. Ele não estava tentando envergonhar sua família ou puni-los de alguma forma. Estava simplesmente vivendo e permitindo que os outros encarassem aquilo que era preciso para se reconciliarem. Estava aprendendo a pertencer a si mesmo, a ser quem ele era.

O verdadeiro pertencimento não tem nenhum indício de arrogância ou hostilidade e, como disse Brené Brown, também não é algo passivo. "[O verdadeiro pertencimento] é uma prática que requer que sejamos vulneráveis, que fiquemos desconfortáveis e que aprendamos a estar presentes com as pessoas sem sacrificar quem somos."[13]

Vanessa também precisou trocar sua falsa narrativa de pertencimento, baseada na adaptação, pelo caminho da autenticidade.

– Nenhum homem vai querer sair com uma mulher que tem um filho pequeno! – exclamava ela. E então completava: – Quem vai me contratar depois de ver que fiquei anos fora do mercado de trabalho para criar meu filho?

Essas narrativas, entre outras, impediriam Vanessa de encontrar alguém, de se candidatar a um emprego, de mudar de vida e até de expressar a outras pessoas como ela se sentia. Ela estava inconscientemente comprometida a não pertencer. Quando fiz essa observação, ela questionou na mesma hora:

– Mas por que eu estaria fazendo isso?

– Porque é útil para você, não é? – respondi.

Ela me olhou um pouco perplexa e pude ver o que se passava na sua cabeça: *Por que alguma coisa me seria útil se não é boa para mim?* Mas então ela entendeu:

– É útil para o meu lado ferido? Tipo, isso reafirma a minha ferida de origem uma vez após outra. E ao fazer isso permaneço a mesma. Não preciso realizar mudanças.

Vanessa estava entendendo. Pertencer de verdade exigia que ela mudasse *tudo*, sendo ela mesma. Essa é uma tarefa ao mesmo tempo árdua e bem simples. Vanessa tinha que começar deixando claro onde *ela* gostaria de estar, o que era importante para *ela*, o que *a* inspirava e a empolgava. E parar de deixar o medo e a falta de pertencimento conduzirem sua vida. Isso significava encontrar a paz dentro de si mesma em vez de procurá-la do lado de fora. Significava demonstrar autenticidade, se aceitar e lidar com os medos que a impediam de reivindicar as coisas que ela queria na sua vida.

A vida não estava acontecendo exatamente como Vanessa gostaria. Mas se ela continuasse tentando provar repetidas vezes que uma história falsa era real, sua vida nunca teria sequer uma chance de se tornar aquilo que ela desejava. Criar espaço para a autenticidade, para a coragem e acreditar em si mesma permitiu a Vanessa sair em busca de sua estrela-guia. A sensação de pertencimento estava disponível para ela a cada instante, *dentro* de qualquer instante, desde que ela deixasse a autenticidade conduzi-la.

Se você examinasse sua vida agora, conseguiria ver em que aspectos suas escolhas e ações combinam com seus valores, suas crenças fundamentais e seu verdadeiro eu, e em que aspectos não combinam? Seja gentil e honesto consigo mesmo. Se estivesse vivendo autenticamente, o que seria diferente na sua vida?

- Eu costumava trair minha essência para agradar às outras pessoas sempre que _____.
- Ainda hoje traio a mim mesmo em prol dos outros sempre que _____.

A luta para pertencer nem sempre é fácil ou simples. No entanto, quanto mais Vanessa, Carl, Neil, Trish e Bri exploravam suas histórias de origem e faziam o trabalho de nomear suas feridas de pertencimento, testemunhá-las, ficar de luto e mudar o percurso, menos controle seus padrões exerciam sobre eles. Mas eles também não viveram contos de fadas depois disso. Vanessa se encontraria paralisada mais vezes do que gostaria. Carl continuava lutando para acreditar que alguém o acharia atraente. Levou anos para Neil encontrar alguém que quisesse o mesmo estilo de vida que ele. Bri ainda se pegava se depreciando, enquanto Trish ainda achava difícil acreditar em si mesma, especialmente quando os outros negavam ou questionavam sua paralisia cerebral. Mas o que aconteceu *de fato* foi que Neil parou de fingir e se saiu muito melhor ao dizer não às coisas que mereciam um não. Carl mudou sua relação com a autoimagem e viu um novo caminho adiante, onde pertencer não significava ser controlado. Vanessa começou a implementar mudanças em sua vida que permitiram que ela fizesse parte de coisas bem maiores do que si mesma. Bri notou cada vez mais seu crítico interior e foi capaz de oferecer a si mesma compaixão e dignidade. Trish fortaleceu sua autoconfiança. Esse trabalho é um compromisso para toda a vida. Deve acontecer sempre. Junto com esse trabalho, começa também a cura.

## Prática de Cura da Origem

Agora vamos levar o trabalho um pouco adiante. Caso você tenha se identificado com uma ferida de pertencimento, vamos trabalhar juntos por meio da Prática de Cura da Origem.

Fique confortável. Pode se deitar ou se sentar. Pode ficar de olhos fechados ou abertos. Certifique-se de estar num local seguro e privado. É importante lembrar que, se você estiver passando por um trauma, é essencial se cuidar bem. Nesses casos é necessário ter alguém que possa guiar, apoiar e ajudar você a criar um espaço seguro para esse trabalho.

NOMEIE: Você consegue se lembrar da primeira vez que se questionou se pertencia a algum lugar? Apenas observe a primeira vez que se sentiu deslocado. Lembra qual foi o dia? Lembra onde estava? Lembra quem o levou a se sentir assim? Nomeie o máximo de detalhes que conseguir.

TESTEMUNHE: Agora se concentre mais em si mesmo. Dê um zoom na sua versão mais jovem conforme vivencia sua ferida de pertencimento pela primeira vez. Como se estivesse assistindo a um filme, quero que você perceba os sentimentos que experimentou naquele momento. Note a expressão no seu rosto, observe qualquer mudança na sua linguagem corporal. E se permita sentir compaixão por aquela criança, por seu eu mais jovem.

FIQUE DE LUTO: Pode ser que você comece a sentir muitas emoções agora. Consegue deixá-las fluir? Talvez você esteja em contato com o que sentiu durante todos aqueles anos. Seu coração pode estar sofrendo pelo seu eu mais jovem, que precisou suportar uma ferida de pertencimento. Vá em frente e lamente por essa criança. Talvez você perceba a emoção que sentia enquanto tentava se adaptar ou se rebelar naquela época. Apenas perceba o que você gostaria de oferecer ao seu eu mais jovem neste momento. Quer abraçá-lo? Quer dizer que lamenta muito por ele ter passado por tudo aquilo? Quer pegá-lo no colo e dizer que tudo ficará bem? O que você sente vontade de fazer? Apenas observe assim.

Permaneça aqui o tempo que for necessário. Se seus olhos estiverem fechados, espere um pouco antes de voltar ao presente. Mantenha seus olhos fechados e faça pequenos movimentos com a ponta dos dedos das mãos e dos pés. Se quiser, alongue o pescoço. Ou coloque suas mãos sobre o peito ou a barriga. Concentre-se de novo na sua respiração. Pense no que você verá quando abrir os olhos. Consegue se lembrar de onde está? Bem lentamente, abra os olhos. Fique o tempo que precisar assim.

Lembre-se de que você pode fazer isso quantas vezes precisar ou quiser. Pode praticar todos os dias ao longo de uma semana. Ou pode fazer uma vez só e retomar o processo daqui a meses ou anos. Estou muito orgulhosa de você.

MUDE O PERCURSO: Conforme chegamos ao fim, eu adoraria que você reservasse um tempo para reconhecer como sua ferida de pertencimento se manifesta hoje em dia. Em quais situações? Em quais relacionamentos? Veja se consegue terminar a frase seguinte. *Se eu me permitisse viver autenticamente, se não tivesse medo de apenas ser, algo que faria diferente seria* _____. Nesta semana eu gostaria que você simplesmente tentasse notar qualquer oportunidade de substituir um velho padrão por um novo. Apenas observe. Não há mais nada que você precise fazer agora. Digo isto de coração: você está conseguindo. Pare por um instante para apreciar tudo que você está se permitindo ver e sentir.

Você pode ouvir essa prática de cura em https://www.sextante.com.br/curandosuasferidasdeorigem

# 5
# EU QUERO ME SENTIR UMA PRIORIDADE

As crianças não pedem diretamente aos pais que as priorizem. Pelo menos não com essas palavras. Em vez disso pedem que seus pais brinquem com elas, saiam com elas ou leiam para elas. É o jeito delas de pedir proximidade e atenção. Se forem verbalizar isso, provavelmente dirão algo como: "Sem trabalho, mamãe", "Televisão não" ou "Chega de telefone". As coisas que afastam os pais dos filhos causam estresse às crianças, na melhor das hipóteses. Na pior delas, ameaçam as crenças que essas crianças têm sobre si mesmas e sobre seu valor no mundo. Mais tarde na vida, filhos que cresceram com pais muito distantes podem acreditar que estão em busca de relacionamentos que os priorizem. Mas a verdade é que esses adultos ainda feridos acabam inconscientemente procurando dinâmicas que tendem a repetir e reforçar o que aprenderam décadas antes no convívio familiar: que eles não têm importância.

Se você não se sentiu priorizado no seu círculo familiar, pode ter uma ferida de priorização. Uma criança priorizada é aquela cujas necessidades são vistas, compreendidas e respeitadas. Isso não significa que lhe foi dado tudo que você queria nem que você era o centro das atenções em todos os momentos. Os pais podem estabelecer limites e dizer não, e também podem ter uma vida própria que respeitam e valorizam. Ser priorizado significa que seus pais se sintonizam com você. Eles escutam, cuidam, são interessados, percebem e validam o que está acontecendo no seu mundo interior e exterior. Você pode até não gostar das decisões que eles tomam por você, mas jamais questiona sua importância para eles.

Se a priorização parece um problema, é porque você está recebendo mensagens que começa a decifrar e incorporar ao seu sistema de crenças. Algumas vezes essas mensagens são explícitas, como quando seus pais ficam sempre pedindo para serem deixados em paz, ou dizendo coisas como: "É domingo! Não incomode seu pai enquanto ele estiver assistindo ao jogo." Outras vezes as mensagens são implícitas, como quando um dos seus pais o ignora enquanto você fala, ou quando seus pais estão sempre brigando e não dão nenhuma brecha para você pedir que eles o ajudem com o dever de casa ou assistam a um filme com você. Uma ferida de priorização faz com que você questione a sua importância e o valor que você tem para as pessoas que você mais desesperadamente gostaria que se importassem.

## Origens da ferida de priorização

Quando um casal vem me procurar, geralmente tenho que bancar a detetive. O casal descreve o seu conflito nas primeiras sessões e quase sempre quer compartilhar todos os detalhes. Falam sobre suas brigas e cada um tenta provar que está certo. Eles estão me testando para ver de qual lado vou ficar ou avaliando quão ruim eu acho que é a situação. "Nosso relacionamento tem salvação? Você já viu outro casal com esse mesmo problema?", me perguntam às vezes.

Quando Isabel e Josefina vieram pela primeira vez ao meu consultório, estavam, como a maioria dos casais no início da terapia, focadas em provar seu ponto de vista e encontrar uma solução imediata. Elas tinham se mudado juntas da Espanha para Nova York havia dois anos. Ambas tinham sido aceitas num curso de pós-graduação que estavam empolgadas para começar. Relacionamentos amorosos que começam com uma amizade costumam ser muito bonitos, mas Isabel e Josefina vinham passando por uma fase difícil e estavam às voltas com conflitos recorrentes que pareciam nunca ser resolvidos.

Elas vieram juntas à primeira sessão e pude sentir o seu nervosismo na mesma hora.

– Podemos nos sentar em qualquer lugar? – perguntou Isabel.

Apontei o sofá e deixei que escolhessem onde cada uma se sentaria. Isabel escolheu o lugar mais próximo de mim. Embora Josefina não estivesse muito longe, era Isabel quem estava bem na minha frente. Eu prestei atenção nessa escolha.

– Obrigada por terem vindo. Quero muito saber o que trouxe vocês duas aqui.

Como eu já imaginava, foi Isabel quem começou:

– Estamos brigando muito ultimamente. Sério, passamos o ano passado todo brigando. E não conseguimos resolver nada. É como se estivéssemos nos afastando cada vez mais, e isso me assusta. Jo tem falado em terminar e eu não quero isso, mas também não sei o que fazer.

– Poderia me dizer por que estão brigando?

– Bom, sou eu que mais reclamo da Jo. Quando chegamos aqui, vindas da Espanha, parecia muito empolgante fazermos essa aventura juntas. Nunca tínhamos morado em outro país, então parecia que estávamos partindo numa exploração além-mar. Nosso primeiro ano aqui foi bom. Fomos morar juntas, começamos a fazer amigos na universidade e éramos quase inseparáveis, mas agora ela está fazendo mais coisas sozinha, o que não é um problema, mas às vezes parece que ela não me quer por perto. Fica fora até tarde, passamos pouco tempo sozinhas e ela responde com menos frequência às minhas mensagens.

Isabel parou por um momento. Eu olhava para ela enquanto falava, mas sempre observando Josefina para ver se percebia nela alguma expressão corporal ou facial diante do que sua parceira dizia. Jo estava distante e fechada. Parecia incomodada por estar ali. De vez em quando revirava os olhos e muito sutilmente balançava a cabeça demonstrando irritação enquanto ouvia Isabel. Eu sabia que era apenas uma questão de tempo para que ela nos dissesse algo que esclareceria melhor as coisas.

– Josefina, você prefere ser chamada de Jo? – perguntei.

– Pode me chamar como quiser. Jo é para os íntimos, mas imagino que em breve você vai me conhecer muito bem, então já pode me chamar pelo apelido.

Ela exibia um ar desafiador, isso eu não podia negar, mas seu comentário também mostrava que ela estava aberta a que eu viesse a conhecê-la melhor.

Quando perguntei a Jo o que havia mudado na relação das duas, ela conseguiu se expressar bem. Confirmou que Isabel era sua melhor amiga e que as coisas tinham sido ótimas no primeiro ano em Nova York. Mas Jo logo começou a se sentir sufocada por Isabel; passou a fazer as próprias amizades e a sair sozinha. Isabel continuava querendo que fizessem tudo juntas. Jo achava que Isabel estava tentando limitar sua vida e, quando se sentia controlada por Isabel, admitiu que as coisas esquentavam. Elas começaram a brigar e nunca chegavam a uma solução. Jo deixou bem claro que ter vida própria fora do relacionamento era algo de que ela não abriria mão. Precisava do próprio espaço para manter a saúde mental. Ela já tinha vivido relacionamentos codependentes e não se envolveria em nada semelhante de novo. Jo amava Isabel, mas se sentia cada vez mais desconectada e fechada.

Não era a primeira vez que Isabel escutava Jo falar aquilo. Mesmo triste, uma parte dela parecia entender.

Eu via na minha frente duas mulheres que tinham assumido uma grande aventura uma com a outra. Elas decidiram bravamente embarcar numa viagem empolgante para um país que nenhuma das duas conhecia para perseguir o mesmo sonho. Quando passamos por uma grande mudança na vida, inevitavelmente temos expectativas e fantasias sobre como a experiência toda deverá ser. O Dr. Robert Glover, autor do livro *No More Mr. Nice Guy*, chama essas suposições não reveladas de *expectativas secretas*, acordos não declarados que *pensamos* ter no relacionamento e com a pessoa amada.[14] A mim parecia que Isabel e Jo estavam vivendo um conflito de expectativas.

Isabel não estava se sentindo uma prioridade na vida de Jo. Estava até questionando se Jo se importava com ela. Isso deixava Isabel arrasada, já que elas tinham sido muito próximas uma da outra por tanto tempo. E é mesmo estressante quando a pessoa que você ama não quer passar com você o mesmo tempo que você quer passar com ela. Isabel estava fazendo de tudo para que Jo a priorizasse: implorava, suplicava, fingia indiferença, dava ultimatos, fazia birra. Nas nossas sessões, Isabel ficava nervosa e partia para o ataque sempre que Jo reafirmava seu desejo de independência e autonomia.

A irritação de Isabel era um bom indicador de que havia mais a ser descoberto. Você deve se lembrar do que discutimos no Capítulo 2: a irritabilidade é como um letreiro em neon com uma seta apontando seus medos, inseguranças e dúvidas. Isso nos permite saber que algo importante antecede aquela irritação específica e que devemos investigar melhor. Começamos a identificar a ferida que está sendo ativada.

Na nossa segunda sessão, perguntei a Isabel se ela se sentia uma prioridade na sua família.

– Sim, claro, minha família me ama muito.

Eu não estava convencida disso. Claro que ela poderia ter desenvolvido essa ferida mais tarde, mas eu tinha a sensação de que alguém a havia preterido enquanto ela crescia. Aquele letreiro em neon estava piscando. Não era a primeira vez que Isabel demonstrava aquela emoção ao não se sentir priorizada por Jo.

– Poderia me falar sobre a sua mãe? Eu adoraria saber como você a descreve como pessoa, mas também como mãe.

– Ela foi uma boa mãe. Ficava em casa comigo e com meus irmãos, e eu sempre me divertia ao lado dela. Ela era muito engraçada e cuidava muito bem de nós. Todo mundo amava a minha mãe; ela alegrava qualquer ambiente. Mas num determinado momento acabou ficando muito triste.

– O que aconteceu? – perguntei.

– Quando eu tinha 7 anos, a irmã dela cometeu suicídio. Na época eu não sabia direito o que tinha acontecido, só que minha tia havia morrido, mas depois disso tudo mudou. Minha mãe mergulhou numa depressão e nunca mais se recuperou. Era triste demais vê-la daquele jeito. Era como se a vida tivesse sido arrancada dela. Ela era uma mulher vibrante, e depois disso não fazia mais nada, mal saía da cama e do quarto. Meu pai teve que suportar muita coisa. Ele era muito carinhoso com ela e tomamos conta dela juntos.

Jo olhava para Isabel. Ela já tinha ouvido aquela história antes, mas dessa vez estava realmente entendendo.

A depressão da mãe de Isabel se tornou uma prioridade na sua família. Consumia tudo. Claro que a mãe dela não queria que aquilo tivesse acontecido – foi uma fatalidade. Eles sabiam que ela estava triste, mas não tomaram nenhuma atitude. O pai, que era muito responsável, fez o que pôde. Trabalhava em dois empregos, cozinhava, limpava a casa e cuidava da esposa da melhor forma que conseguia. Mas ele estava despreparado para lidar com tudo aquilo, para dizer o mínimo.

Fiquei impressionada com a importância daquela história para o entendimento da dor que Isabel estava revivendo como uma mulher de 29 anos na cidade de Nova York. Durante os primeiros sete anos de vida de Isabel, ela experimentou alegria, proximidade, amor e muita priorização por ser a caçula da família. Ela era o centro do círculo familiar, com irmãos mais velhos e pais que realmente a amavam. Claro que ela me respondeu que era uma prioridade na sua família quando perguntei. Mas ela estava falando apenas dos primeiros anos da sua vida.

Após a morte da tia, tudo mudou. Além de não ser mais o centro das atenções, Isabel também foi deixada de lado. Como ela mesma me disse:

– Meu pai não sabia pedir ajuda a outra pessoa que não fosse eu. Acho que ele sentia vergonha e queria proteger minha mãe, então evitava que a vissem daquele jeito.

Jo e eu entendemos. Não havia má intenção ali. Aquela era a história de uma tragédia que afetou toda uma família de tal forma que Isabel, uma menina de 7 anos, não podia mais ser a prioridade na vida dos pais – mesmo que eles quisessem.

Esse acontecimento foi a base para a ferida de priorização de Isabel. A saúde mental de sua mãe se tornou a prioridade na vida do seu pai e na dela também. Ela ajudava seu pai a cozinhar, a limpar a casa e a tomar conta da mãe. Era comum ouvi-lo dizer: "Quer tentar animar a mamãe? Acho que ela vai gostar se você passar um tempinho com ela." Claro que isso era verdade – era de grande ajuda para sua mãe –, mas outra verdade é que, conforme Isabel assumia as tarefas de cozinhar, limpar a casa e alegrar sua mãe, não havia mais espaço para ela ser uma criança com necessidades emocionais, físicas, práticas e de desenvolvimento muito reais que precisavam ser atendidas.

Isabel nunca tinha pensado dessa forma sobre sua vida e sua família. O que mais impressionava era reconhecer que a mudança drástica que estava sentindo no relacionamento com Jo era bem semelhante àquela que vivenciara com sua família. Ela esteve numa situação em que era prioridade até as coisas mudarem drasticamente e suas necessidades deixarem de ser levadas em consideração.

Percebi que Jo estava cedendo um pouco. Ela descruzou os braços e relaxou os ombros. Aquela informação não mudou o fato de ela não querer ser controlada, mas agora ela estava vendo Isabel sob uma nova luz, que adicionava camadas de contexto e clareza.

Isabel nunca tinha percebido que não se sentia uma prioridade na sua família. Aquela versão da história parecia injusta, por causa da bela vida familiar que ela tivera um dia. Ela entendeu que seus pais tinham poucos recursos e estavam verdadeiramente fazendo o melhor que podiam. Preferiu se conectar com a vida que tinha antes de as coisas mudarem. As histórias de família que ela gostava de contar eram a versão da sua mãe e da família que ela queria lembrar e compartilhar com os outros. Pensar na vida depois da depressão da sua mãe era mais doloroso, então ela evitava falar sobre aquilo, conectar-se àquilo e entender seus efeitos duradouros, até que começamos nossa terapia.

Identificar sua ferida de priorização não era algo que deixava Isabel necessariamente empolgada, em especial porque isso significava ter que reescrever seu passado numa narrativa menos feliz. Mas dar esse passo foi necessário para descobrir como essa ferida de origem não curada estava colaborando para as dificuldades do seu relacionamento com Jo.

Conheci inúmeras pessoas que tinham uma ferida de priorização. Suas histórias revelavam pais ocupados e ausentes que sempre davam mais importância a si mesmos do que a seus filhos. E suas histórias revelavam responsáveis que estavam lutando com as próprias feridas de origem não curadas, que os impediam de se entregar plenamente e priorizar as crianças.

Embora eu tenha focado em histórias de origem familiar, quero lembrar que a sua ferida de priorização pode ter aparecido mais tarde em sua vida e pode ter se iniciado em relacionamentos fora da sua família de origem. Talvez você perceba que a primeira vez que se sentiu dolorosamente preterido foi num relacionamento amoroso ou numa amizade importante, não com um familiar. Mantenha a mente aberta enquanto exploramos isso juntos.

### UMA FAMÍLIA DE ORIGEM PREOCUPADA E DISTRAÍDA

Preocupação e distração são da mesma natureza. Quando os pais ou outros membros da família estão absortos em outras coisas, raramente dão atenção total a uma criança. A distração pode ser o resultado de um problema permanente – por exemplo, a relação dos pais com o trabalho –, ou de problemas que consomem a pessoa – alcoolismo, uso de drogas, jogos de azar, problemas de saúde mental ou física. Ou pode ser algo que os aflige por determinado período, como uma fase ruim no casamento ou uma época especialmente emotiva.

A ferida de priorização de Andrei se desenvolveu porque sua mãe o criava sozinha e trabalhava em dois empregos para manter seu pequeno núcleo familiar. Andrei foi muito gentil e amoroso ao descrever sua mãe. Posso afirmar que ela o amava e o respeitava muito, mas, quando ele era criança, tudo o que queria era passar mais tempo com ela, e não conseguia. Ela fazia hora extra seis vezes por semana para poder sustentá-lo e ele só a via no domingo, quando iam à igreja e almoçavam juntos antes de ela voltar ao trabalho para o turno da noite.

Andrei era imensamente grato à sua mãe pelos sacrifícios que ela fazia por ele e, aliás, às vezes ele chegava a concluir que trabalhar muito era o jeito dela de priorizá-lo. No entanto, isso nunca mudou o fato de seu maior desejo ser passar mais tempo com ela. A ferida estava lá, mesmo que sua mãe estivesse fazendo o possível para garantir a ele um futuro melhor.

Sim, uma ferida de origem pode aparecer mesmo quando uma pessoa ou uma família são bem-intencionadas. Queremos acreditar que a ferida de origem vem apenas por meio de negligência ou maldade, mas a realidade é que ela pode aparecer de incontáveis outras maneiras, em que não há más intenções.

Foi o que aconteceu com a mãe de Khaite, que também estava preocupada com os desafios da própria vida. Os pais de Khaite nunca chegaram a se casar; o pai acabou encontrando alguém que combinava mais com ele – foi o que ele disse – quando Khaite tinha apenas 4 anos. A mãe ficou arrasada com aquela rejeição e em seguida tornou-se obcecada pela ideia de encontrar um novo amor. Havia épocas em que ela parecia ter um encontro marcado todas as noites.

– Ela voltava desses encontros e me contava tudo sobre os caras que tinha conhecido. Não sei se ela percebia que nunca perguntava sobre mim quando eu estava namorando. Ela estava perdida demais naquilo tudo – lembrou Khaite.

Embora amasse muito a mãe, aquilo era doloroso para ela. Khaite não queria que sua mãe se sentisse mal, mas também não estava interessada em ser confidente dela. Queria que a mãe mostrasse interesse em *sua* vida; queria se sentir importante para ela, não ser empurrada para o fim da lista de prioridades à medida que aqueles homens entravam e saíam de suas vidas. Khaite queria muito ser uma prioridade, mas o foco de sua mãe na própria vida amorosa impedia isso.

Uma família cronicamente preocupada e distraída deixa efeitos duradouros. É doloroso crescer se questionando se você é uma prioridade, se você importa mais do que as outras coisas que desviam a atenção dos adultos. E essa experiência pode acompanhar você nos seus relacionamentos futuros de maneiras que são ao mesmo tempo óbvias e sutis.

## AS FERIDAS NÃO RESOLVIDAS DOS NOSSOS PAIS

Enquanto você crescia, os adultos da sua vida provavelmente estavam vivenciando as próprias feridas. Na verdade, pode ser que eles ainda tenham feridas desconhecidas e não resolvidas até hoje. E essas feridas podem facilmente ser descontadas em você. Pode ser que eles priorizem a si mesmos porque não foram priorizados na infância. Talvez coloquem as próprias necessidades e vontades em primeiro lugar, acima das suas, porque foram negligenciados enquanto cresciam. Existem incontáveis maneiras de as feridas não resolvidas dos pais serem passadas adiante. Saber disso contextualiza o problema, mas não muda o fato de você não ter se sentido priorizado. Nunca é responsabilidade da criança administrar as feridas não curadas de seus pais, mas infelizmente isso acontece com muita frequência.

Sarah me contou que, quando criança, era obcecada por fotografia. Queria aprender tudo sobre o assunto. Implorou por uma câmera de presente de aniversário de 11 anos e acabou ganhando a melhor delas. Mas, dois anos depois de ter ganhado aquele presente incrível, seus pais a chamaram para conversar e disseram que ela não poderia mais perseguir seu interesse por fotografia.

– Eles me disseram que eu era "maior que aquilo" e precisava focar em habilidades que me levassem à "faculdade ideal" – disse ela.

Os pais de Sarah eram ricos. Ela cresceu no Upper East Side, em

Manhattan, e seus pais tinham traçado um plano específico tanto para sua educação quanto para sua vida profissional. Eles disseram que fotografia não dava dinheiro – afinal de contas, era só um hobby – e que ela precisava começar a pensar seriamente no futuro. Isso foi devastador para ela. Mesmo falando sobre isso décadas mais tarde, ela fazia um sinal negativo com a cabeça e demonstrava imensa dor em seu rosto.

Seus pais tinham recursos mais do que suficientes para ajudar Sarah com o seu sonho. Eles apenas não queriam aceitá-lo porque achavam que seria uma humilhação social se ela não seguisse uma carreira mais respeitável.

– Eles queriam que eu fosse médica – disse ela. – Eu me lembro de um momento muito específico antes de irmos a uma festa de fim de ano onde estariam todos os amigos da família. Meus pais pediram que eu não falasse com ninguém sobre os meus sonhos de trabalhar com fotografia. Minha mãe disse com todas as letras: "Por favor, não nos envergonhe esta noite." Eles se preocupavam mais com o que os outros pensariam deles do que com o que me faria feliz neste mundo.

Isso revelava as ansiedades e os medos *deles* – as feridas de pertencimento *deles* –, e, embora não enxergassem dessa maneira, suas ações priorizavam as necessidades deles, não as de Sarah.

Foi de partir o coração ter que ouvir essa história. Sarah acabou se tornando uma médica bem-sucedida, mas odiava a profissão, pois se sentia extremamente infeliz. Ela me procurou porque seu namorado tinha terminado com ela pela quarta vez. Eles sempre voltavam porque havia amor no relacionamento, mas não conseguiam resolver o que ela chamava de "empecilho": ele queria filhos; e ela talvez não quisesse.

Conforme nos aprofundávamos, descobri que na verdade Sarah queria, sim, ter filhos. Mas estava inconscientemente testando seu ex para ver se ele estava disposto a colocar os desejos dela em primeiro lugar, algo que seus pais nunca fizeram. Havia muito a ser analisado, mas essa percepção abriu novos horizontes para Sarah. A sua ferida de priorização – o sentimento de que ela não era a número um aos olhos daqueles que amava – ainda tinha um impacto profundo sobre ela.

Pode haver algumas feridas não resolvidas no seu círculo familiar que contribuíram para a sua ferida de priorização. E, embora nosso foco não seja encontrar desculpas, você pode querer saber se a dor não curada dos membros da sua família os impediu de priorizarem você.

A identificação de uma ferida de origem não pretende oferecer uma desculpa. Não torna o conflito aceitável, apenas dá sentido a ele. A identificação da ferida de origem também não é o fim. É um ponto inicial, o catalisador que começa a mover você em direção à cura.

## Como lidamos com a ferida de priorização

Muitas crianças fazem de tudo para descobrir quem precisam ser, ou o que precisam fazer, a fim de serem priorizadas por seus responsáveis. Mas, quando seus esforços fracassam, acabam desistindo e aceitam ser deixadas de lado. Meu coração se parte só de pensar que uma criança precise passar por isso. Quando acontece na infância, essa maneira de lidar com a ferida pode se refletir também na vida adulta.

### O CAMINHO DA REPETIÇÃO

Como já vimos, uma das maneiras de lidar com nossas feridas é repeti-las involuntariamente em nossos relacionamentos adultos. Isso aconteceu com Andrei e Khaite.

No mundo da psicologia temos uma teoria sobre a chamada transmissão intergeracional da psicopatologia. (Eu sei, é um termo complexo, mas prometo evitar o jargão sempre que possível.) Trata-se de uma transferência genética e não genética de comportamentos, características e traços de personalidade de geração a geração.[15] Em outras palavras, muitas coisas são passadas a nós pelas gerações anteriores. E, claro, costumamos repetir o que observamos ou vivenciamos durante a infância.

Já ouviu alguém dizendo "Você é igual à sua mãe", ou "Você puxou ao seu pai"? Na verdade, talvez *você* já tenha dito essas palavras a si mesmo em voz alta. O caminho da repetição é claro e óbvio. Você repete os comportamentos, as características e os traços de personalidade daqueles que vieram antes. Isso pode acontecer sem você estar ciente, como ao crescer com pais furiosos e irritadiços e acabar se tornando furioso e irritadiço décadas mais tarde. Às vezes isso acontece mesmo quando você tenta evitar, como ao crescer num lar abusivo e jurar para si mesmo que nunca maltratará um filho seu e mais tarde acabar repetindo esse ciclo. Andrei e Khaite se viram pegando esse caminho para lidar com a ferida de priorização nos seus relacionamentos adultos – um de maneira inconsciente, a outra mais consciente do que estava acontecendo, mas mesmo assim repetindo o ciclo.

Andrei, cuja mãe sacrificara tudo por ele deixando no filho uma ferida de priorização, foi à terapia para dizer que sua esposa estava querendo se separar, pois estava cansada de vê-lo jogando videogame depois do trabalho. Ele afirmava que aquela era sua maneira de relaxar. Ao longo do nosso trabalho juntos, Andrei percebeu que o videogame era sua hora extra. Ele me revelou que jogava mais de seis horas por noite. Em vez de se relacionar com uma pessoa indisponível, o indisponível era *ele*, colocando a esposa na posição que ele ocupava durante a infância e repetindo sua ferida de priorização. Ao se manter ocupado demais, ele preservava a ferida e fazia com que sua esposa se sentisse deixada de lado. Às vezes, quando acreditamos que não podemos ser priorizados, criamos um ambiente que nos mantenha nessa posição.

Andrei não percebia que vinha repetindo sua ferida de priorização, mas Khaite reconheceu os padrões imediatamente. Ela logo confessou que estava se distanciando do seu relacionamento e disse que passava horas no Instagram. Isso lhe deixava pouco tempo para se dedicar ao seu parceiro e afetava a intimidade do casal.

– Eu sei, eu sei. Estou fazendo a mesma coisa que minha mãe fazia comigo – disse Khaite prontamente. Ela percebia isso, mas não conseguia agir de outra maneira. Sua percepção não foi suficiente para mudar o que ela já sabia, mas foi o bastante para desencadear um diálogo sobre o que estava acontecendo.

Khaite nunca tinha compartilhado com sua mãe quão preterida ela se sentia. E por causa disso nunca ouviu sua mãe reconhecer as negligências e assumir alguma responsabilidade – algo que Khaite precisava ouvir. Em vez disso, Khaite inconscientemente repetiu o mesmo padrão com seu namorado, ao colocá-lo na mesma posição que ela ocupava na infância. Khaite acreditava que, se o namorado tivesse as mesmas experiências que ela tivera durante todos aqueles anos, então ela seria vista, entendida e validada. Assim que identificamos essa dinâmica, ela viu quão prejudicial aquilo era para seu relacionamento. Ela *não queria* de fato que seu namorado se sentisse preterido; queria se sentir ouvida e compreendida. Ela percebeu que havia um jeito melhor de conseguir isso.

Felizmente, Khaite tinha uma mãe receptiva. Ao longo do nosso trabalho, Khaite tomou coragem para conversar sobre isso com a mãe, que foi capaz de entender a experiência da filha, assumir a própria responsabilidade e se desculpar de todo o coração por ter ficado tão alheia. Aquela menininha estava, enfim, sendo validada pelo testemunho da mãe; e isso foi incrivelmente terapêutico para ela. Só que a cura completa de Khaite exigia que ela também assumisse o controle, se desculpasse com o namorado por descontar nele a sua dor e fizesse mudanças significativas no sentido de ser mais presente e priorizar seu parceiro e seu relacionamento.

O caminho da repetição pode parecer óbvio, mas pode facilmente passar despercebido. É provável que muito tempo atrás você tenha dito que nunca mais faria isso ou aquilo, mas conheci inúmeras pessoas que nem sequer percebiam que estavam se comportando da mesma maneira que juraram nunca se comportar. Esse caminho é fácil de reconhecer, mas às vezes está bem na sua frente e você não enxerga. Se você realmente abrisse bem os olhos, o que veria?

## O CAMINHO DA OPOSIÇÃO

Comportamentos podem ser passados de geração a geração de um modo mais sutil. À primeira vista, é um mecanismo que parece ser o oposto da repetição. Trata-se de fazer exatamente o contrário do que observamos e vivenciamos. Se você realmente odiou algo enquanto crescia, o mais natural seria querer trilhar um caminho diferente. Quando passa a infância e a adolescência testemunhando dor, devastação ou comportamentos tóxicos, a tendência é que busque o oposto daquilo para se proteger ou construir uma vida que você considere ideal. Talvez tenha visto o álcool destruir a vida da sua mãe e se comprometido a nunca beber. Talvez tenha crescido numa família em que o conflito sempre esteve presente e agora evita conflitos a todo custo. Ou quem sabe seus pais tenham se endividado demais e por isso agora você é cuidadoso com seus gastos. Há muitas maneiras de seguirmos um caminho oposto ao dos nossos antepassados. E, olhando de fora, pode parecer mesmo um caminho mais saudável a seguir. Quem vai discordar de uma pessoa que escolheu não beber, ou que evita conflitos, ou que economiza mais do que gasta? Tudo isso é visto como decisões acertadas. No entanto, se você está no caminho oposto por causa de uma ferida não curada, então é o medo que está conduzindo o show e tomando as decisões por você. E um caminho contrário pode causar muitos problemas, como pudemos ver na história de Isabel e Jo.

As incontáveis exigências que Isabel fazia a Jo eram de muitas formas um caminho de oposição por ter sido preterida no passado. Ela não queria ser tratada na idade adulta do jeito que era tratada quando criança. Queria exigir prioridade dos outros, em especial de Jo. *Serei priorizada se conseguir fazer com que os outros me priorizem.* Isabel pressionava Jo a colocá-la acima de tudo. Mas essa tática era um tiro no pé. Quanto mais Isabel forçava, mais distante Jo ficava. Assim que Isabel identificou sua ferida de priorização e percebeu o caminho de oposição que estava seguindo, foi capaz de ver seu comportamento de modo diferente.

A ferida de priorização de Isabel também estava sendo ativada pelo que ela via como egoísmo por parte de Jo. Preciso ser bem clara aqui: desejar autonomia não é egoísmo. O desejo de ter uma vida separada do relacionamento não é um problema. Na verdade, conhecemos casais felizes que equilibram autonomia e companheirismo, apoiando os sonhos um do outro e ao mesmo tempo construindo uma vida juntos.[16] O desejo de Jo de passar algum tempo com seus amigos, sem Isabel, não era intrinsecamente ruim ou errado. Seu desejo de ir a lugares sem Isabel ao seu lado não significava que ela não priorizava a companheira.

O problema era que certas questões ficaram tanto tempo mal resolvidas que Jo estava, sim, agindo com certo egoísmo. Isabel, por sua vez, não deixava barato, xingava Jo e mandava mensagens exigindo que ela voltasse para casa até determinada hora ou não voltasse mais. Jo ficou tão esgotada com aquelas exigências de atenção cada vez mais raivosas de Isabel que deixou de se preocupar com a companheira. Começou a priorizar a própria diversão, mesmo quando sabia que Isabel estava em casa chorando na cama. Isso pode parecer horrível, mas acontecia não porque Jo era uma pessoa má, mas porque Jo e Isabel tinham deixado as coisas se acumularem no relacionamento sem uma conversa apropriada. Com o tempo, foram desenvolvendo um ressentimento mútuo e caíram numa dinâmica que continuava a recriar um padrão de negligência para Isabel, mesmo que ela estivesse justamente tentando assumir o controle e impedir esse padrão de sua infância.

Quando nos sentimos ameaçados, geralmente fazemos o possível para nos certificarmos de que não vamos reviver a mesma coisa que provocou nossa dor. *Se nosso relacionamento mudar, então vou deixar de ser uma prioridade.* Esse pensamento estava assumindo o controle na relação de Isabel com Jo. Isabel não queria estar no controle, mas *estava* sendo controladora. Tentar impedir Jo de sair com os amigos ou de passar qualquer tempo fora era o esforço de Isabel para se sentir segura. Mas estava dando tudo errado.

O que Isabel não sabia era que precisava fazer seu trabalho de cura da origem senão a ferida nunca se curaria. Ela não podia ficar esperando que Jo resolvesse o problema para ela. Se Jo aceitasse o que Isabel estava pedindo, aquilo poderia amenizar temporariamente a ferida de priorização de Isabel, mas essa ferida continuaria se abrindo e provavelmente Jo ficaria cada vez mais ressentida. Jo, por sua vez, estaria vivendo para agradar e acalmar a parceira à custa do próprio desejo muito compreensível de autonomia e independência. Essa dinâmica não funciona e há pesquisas que comprovam isso. Agora, mais do que nunca, o propósito fundamental de qualquer relacionamento amoroso é que os parceiros ajudem um ao outro a satisfazer suas necessidades de autonomia e crescimento pessoal.[17]

Você pode ter se esforçado muito para ser uma prioridade na família. Pode ser que seus esforços tenham sido bem-sucedidos à custa da sua autenticidade, ou pode ser que tenham fracassado e você desistiu. Talvez você esteja lidando com isso agora do mesmo modo que lidou no passado. Talvez tenha repetido o padrão ao preterir outras pessoas na sua vida ou esteja trilhando um caminho de oposição no qual faz todo o possível para não reviver o passado. Mas o que você pode reconhecer é que nada disso o leva a se sentir priorizado de verdade. Nada disso cura a ferida. Só joga sal nela.

## Como curamos a ferida de priorização

Você já deve ter experimentado a Prática de Cura da Origem nos capítulos anteriores, mas agora quero que veja como outra pessoa – no caso, Isabel – conduziu essa prática na nossa sessão de terapia. Lembre-se: testemunhar o processo de alguém é uma honra. À medida que for interpretando o que aconteceu com ela, observe o que vocês têm em comum. Como você se sente em relação a Isabel e à maneira como ela conduziu o exercício? Você aprendeu algo com isso? Você se pegou julgando alguma coisa? O que ganhou ao observar tão intimamente o processo de cura de alguém?

Depois que Isabel entendeu a necessidade de curar sua ferida de priorização, as sessões seguintes se aprofundaram. Isabel foi capaz de fechar os olhos, mentalizar seu eu de 7 anos de idade e observá-lo com distanciamento. Deixando todas as distrações de lado, soube honrar completamente o seu eu mais jovem como ele era. Foi um ato incrível de recuperação depois de um longo período ignorando, racionalizando ou invalidando sua experiência. A vida se transforma quase literalmente quando isso acontece.

Naquele dia, Jo e eu fomos as testemunhas de Isabel enquanto ela falava em voz alta como era observar a si mesma quase duas décadas antes. Sempre digo aos meus clientes que esse exercício é como se sentar numa cadeira próxima ao seu eu mais jovem, qualquer que seja a idade dele, e chegar o mais perto possível para ver os detalhes, mas longe o suficiente para não ultrapassar nenhum limite. Consegue se ver anos atrás? A casa? O degrau da escada onde você costumava sentar? O seu quarto? Claro, nem sempre você terá vivido um único evento perturbador como o de Isabel. Se você foi deixado de lado por muitos anos – talvez porque um dos seus pais estava sempre trabalhando ou bebendo –, então pode trazer à tona um ou vários elementos visuais para testemunhar, observar e sentir.

– Isabel, se importa se eu guiar você um pouco? – perguntei.

– Pode ser – respondeu ela, hesitante.

Nós três respiramos juntas com nossos olhos fechados para nos situarmos novamente no consultório.

– Você pode se concentrar agora na pequena Isabel e me falar sobre ela? Como ela é? O que ela está vestindo?

– Ela tem cabelo castanho e duas tranças compridas. Nossa, eu adorava usar tranças. E ela está vestindo uma camiseta, um short roxo e tênis.

– Consegue ver o rosto dela? Captar algum sentimento?

– Ela está sorrindo, mas sei que na verdade está bem triste por trás desse sorriso.

– Ela vê você sentada ao lado dela? Você consegue mostrar que está presente?

– Claro. – Isabel parou por um momento. – Oi – disse ela para seu eu mais jovem.

Isabel começou a chorar. Ela já não precisava mais de nenhuma orientação minha. E continuou:

– Oi, mocinha. Sinto muito por sua vida ter se transformado tanto num piscar de olhos. Sua vida era especial, e sinto muito por você ter perdido tantas pessoas amadas de uma hora para outra. Eu sei que elas ainda estavam ao seu lado, mas ao mesmo tempo não estavam. Sinto muito por você não ter sido priorizada. Sinto muito por a depressão ter tomado conta da casa e você e o papai terem começado a se responsabilizar por coisas que não deveriam. Sinto muito mesmo. Você tem se esforçado tanto para fazer com que as pessoas priorizem você, mas não está fazendo isso do jeito certo. Sinto muito por não ter visto isso antes. Lamento não ter sido capaz de orientá-la melhor, de orientar nós duas melhor. Mas vou fazer isso agora.

Isabel respirou fundo. Meus olhos ainda estavam fechados, mas eu os abri um pouco para ver o que estava acontecendo com Jo e Isabel.

Jo havia pegado a mão de Isabel e pude ver um rastro de lágrimas no seu rosto. Ela se aproximou de Isabel e deixou que repousasse a cabeça em seu ombro. Quando olhei para Isabel, vi uma mulher que tinha sido completamente transportada. Ela estava profundamente presente com seu eu de 7 anos. Foi naquele momento que Isabel passou a priorizar a si mesma. À medida que ela nomeava, validava e se adaptava à ferida com cada vez mais segurança, foi se desconectando daquela dor e começou a se priorizar. E, como eu e Jo também estávamos presentes, ela teve a experiência de ter outras testemunhas como adulta e como criança. Foi algo que Isabel fez muitas vezes nas nossas sessões, mas também costumava praticar sozinha em casa.

Isabel também estava aprendendo a viver seu luto, o que significa que estava aprendendo a sentir amor. Luto e amor estão interligados, como nos ensina a escritora Jandy Nelson.[18] Não vivenciamos um sem o outro. Continuar resistindo ao luto significa resistir ao amor-próprio. Ao criar intencionalmente espaço para o luto, Isabel criou espaço para amar a si mesma. Veja bem, não se trata de *forçar* o luto. Você pode escolher evitá-lo, o que na verdade fazemos com frequência como uma forma saudável de lidar com a dor. Mas vai chegar uma hora em que você não vai conseguir ignorar seus sentimentos. O luto continuará a bater na sua porta de maneiras óbvias e sutis. Não porque quer torturar você, mas porque quer ser libertado.

Para Isabel, nosso trabalho não consistia em superar alguma coisa, mas em se relacionar com essa coisa de maneira diferente. Ela não podia mudar o passado, mas podia reduzir o poder que ele exerce sobre ela, algo que sua mãe nunca tinha entendido. Quando acolhemos nosso luto e aprendemos a conviver com ele, a mágoa e a dor que sentimos no passado deixam de reaparecer toda vez que algo familiar acontece. Isabel tinha jogado para Jo a responsabilidade de confortá-la e torná-la uma prioridade, numa tentativa inconsciente de evitar se sentir sozinha numa cidade nova, sem muitos amigos, e de evitar a tristeza de não se sentir importante o suficiente para a sua companheira. Aquilo tinha sido uma reconstituição sutil do que Isabel experimentara quando criança, quando lhe pediam que se ajustasse à situação e confortasse sua mãe, já que os adultos estavam preocupados com as próprias feridas. Isso tudo foi revelador, mas só aconteceu porque Isabel estava disposta a ir até *lá*.

O casal precisava ver que se Jo tivesse cedido às exigências de priorização de Isabel, na verdade não teria sido de muita ajuda. Claro, a maneira como Jo estava lidando com tudo aquilo também não estava surtindo efeito, mas serviu para que pudéssemos mudar o percurso.

Essa última etapa, como você sabe, é a hora da verdade. É quando você transforma seu conhecimento em mudança. É a oportunidade de agir de um jeito diferente mesmo quando as coisas ao redor parecem muito familiares. Essa reviravolta acontece entre o momento em que você ativa sua consciência e o momento em que reage. É quando você tem a oportunidade de mudar seu padrão normal de comportamento. Em vez de se deixar conduzir pela sua programação inconsciente e condicionada você passa a se conduzir pela conscientização. Ao mudar o percurso, você passa algum tempo, ou muito tempo, analisando os padrões que identificou e se conduzindo num caminho de receptividade em vez de reatividade. É absolutamente mais fácil falar do que fazer, por isso esse se torna o maior exercício da sua vida.

Isabel aprendeu a notar quando a sua ferida de priorização estava sendo ativada, para então nomeá-la, validá-la e ficar de luto. Com isso, passou a ter mais clareza sobre o que precisava acontecer em seguida. Para mudar seu percurso, Isabel precisava ser clara consigo mesma e clara ao se expressar com sua companheira. Em vez de criticar Jo, Isabel precisava trazer à tona suas necessidades emocionais. Você vai aprender mais sobre isso no Capítulo 8, mas por ora é suficiente reconhecer que, quando o foco muda da crítica e das reclamações para a expressão de necessidades emocionais, um casal tem muito mais chances de mudar o percurso juntos e alcançar um resultado diferente.

Quando mencionei que elas precisariam mudar juntas aquele percurso, Jo me perguntou:

– Então o que temos que fazer? Como devemos agir quando eu quiser sair sozinha com meus amigos? Não quero que Isabel se sinta deixada de lado. Minha intenção não é magoá-la, mas quero ter algum espaço só para mim, e quero que ela tenha o espaço dela também.

Jo já estava no caminho certo. Só não tinha percebido ainda. Só o fato de ter verbalizado que não queria que Isabel se sentisse abandonada foi um primeiro passo muito bonito. Ela estava reconhecendo junto de Isabel que aquela ferida existia, uma ferida que ela não queria ativar de propósito. Jo agora estava ciente de que Isabel sofria sempre que passava por situações semelhantes às da infância, quando não se sentia priorizada.

Esse era um trabalho que faríamos juntas por algum tempo. Jo continuaria com seus planos individuais, mas agora lembrando a Isabel que ela também era uma prioridade. E Isabel entenderia que de vez em quando Jo tinha vontade de fazer coisas sem ela e não levaria isso para o lado pessoal. Foi bonito testemunhar o crescimento das duas.

A mudança de percurso de Isabel exigia que ela encontrasse maneiras de se acalmar quando sua ferida fosse ativada pela independência de Jo. Sugeri que ela substituísse seus comportamentos antigos por novos. Em vez de mandar mensagens furiosas para Jo ela poderia ler um livro, ligar para uma amiga ou sair para caminhar. Acalmando-se e substituindo velhos comportamentos por novos, ela encontraria estratégias de se tranquilizar sem ficar exigindo nada de Jo.

Trabalhamos durante muitas semanas nas etapas de nomear, testemunhar e ficar de luto diante de uma dor antiga, e ambas se empenharam muito em identificar o momento certo de mudar o percurso e comunicar o que estavam sentindo. Uma ótima maneira de fazer isso é verbalizar seus pensamentos. Quando Isabel visse uma oportunidade de mudar o percurso, poderia dizer a Jo: "Eu sei que é importante para você sair sozinha com seus amigos, mas quando isso acontece acabo achando que não sou uma prioridade para você." Isso exemplifica bem a Terapia Narrativa, amplamente desenvolvida por Michael White e David Epston nas décadas de 1970 e 1980. Esse tipo de terapia leva o indivíduo a desenvolver histórias sobre si mesmo e sobre sua identidade que sejam úteis para ele em vez de criar histórias nocivas.[19] Ao verbalizar a história negativa que vinha contando a si mesma, de que ela não era uma prioridade, Isabel abriu espaço para que Jo interrompesse essa história. Jo poderia responder: "Obrigada por compartilhar isso comigo. Só que essa história não é verdadeira. Você é uma prioridade absoluta para mim. Eu amo você e não vejo a hora de passarmos o dia todo juntas amanhã. Vou ficar com o celular ligado para checar se há mensagens suas ao longo da noite." Pode ser que você revire os olhos agora e pense: *Quem fala desse jeito?!* Eu entendo o seu lado, mas a verdade é que Jo e Isabel conseguiram mudar o percurso dessa maneira porque se esforçaram muito para isso. Não foi perfeito, mas foi um progresso. Não se esqueça de que elas começaram onde talvez você esteja agora.

É claro que todos nós criamos na nossa cabeça histórias intermináveis sobre o que a outra pessoa está sentindo, pensando ou percebendo. Uma frase valiosa originada da Terapia Narrativa, mas que ficou famosa com Brené Brown em seu livro *Mais forte do que nunca*, é: "A história que estou contando para mim mesma é..."[20] Talvez você possa usar essa frase para pensar com mais clareza, mas também pode usá-la com outra pessoa, como fez Isabel, para se certificar de que sua narrativa é verdadeira em vez de se basear em pensamentos silenciosos e incertezas. Tente e veja o que acontece.

Provavelmente há muitas diferenças entre a sua prática de cura e a de Isabel, mas seria uma diferença considerável se você não estiver trabalhando com um parceiro ou parceira. Talvez você não tenha uma Jo ao seu lado para ser sua testemunha. Mas se convidar a pessoa amada, um parente próximo ou um amigo para esse espaço íntimo, algo especial e terapêutico pode acontecer.

É claro que isso não é obrigatório, mas pode ser muito útil, especialmente se uma ferida de origem causou uma ferida relacional nos dias atuais. A ferida relacional de origem, uma ferida que vem de um relacionamento, convence-nos de que precisamos de outro ser humano para contestar a mensagem que recebemos na nossa infância. Você pode ser como tantos outros que se convenceram de que a prova de sua importância ou de seu valor está nas mãos de outras pessoas – está lá no mundo deles, não dentro de si mesmo. *Eu sou uma prioridade quando alguém me prioriza. Tenho valor quando alguém me diz que tenho. Pertenço a um lugar quando consigo me encaixar no grupo.* Faz sentido pensarmos assim, até porque, de certa maneira, você vai *mesmo* precisar de relacionamentos para ajudá-lo na sua cura. Eu acredito muito que se os relacionamentos ferem, então eles devem ajudar a curar. Mas esse trabalho é ao mesmo tempo relacional e individual. Mesmo que você não comece buscando por conta própria um profundo conhecimento interior sobre seu valor, sua importância ou seu pertencimento, essa é uma direção que você precisa considerar.

## Prática de Cura da Origem

Agora, se quiser, venha trabalhar um pouco comigo. Como sempre, cuide-se bem enquanto avança na sua exploração. Faça uma pausa, se necessário. Seu objetivo não é se forçar a nada.

NOMEIE: Lembre-se de que notar ou identificar uma ferida de priorização não significa negar o amor que você *recebeu* de um familiar.

Consegue se lembrar da primeira vez que se questionou se era uma prioridade na sua família? Isso pode ter acontecido com alguém específico ou com todo o círculo familiar. Você se lembra de quem provocou esse questionamento pela primeira vez? Onde você estava? O que estava fazendo? O que você queria que a outra pessoa fizesse ou dissesse? Colocaram o que ou quem na frente das suas necessidades? Procure se lembrar do máximo de detalhes que conseguir.

TESTEMUNHE: Concentre-se nessa versão mais jovem de você que está se sentindo deixada de lado pela primeira vez ou nas vezes seguintes. Aproxime sua cadeira o máximo possível para ver os detalhes do seu rosto, da sua expressão e da sua linguagem corporal. E se permita sentir compaixão por aquela criança, pelo seu eu mais jovem.

FIQUE DE LUTO: Pode ser que você comece a sentir muitas emoções agora. Consegue deixá-las fluir? Talvez esteja em contato com o que sentiu durante todos aqueles anos. O seu coração pode estar sofrendo pelo seu eu mais jovem que precisou suportar uma ferida de priorização. Apenas sinta compaixão por ele. E perceba o que você quer oferecer a esse eu mais jovem neste momento. Quer abraçá-lo? Quer dizer que lamenta muito por ele ter passado por tudo aquilo? Quer pegá-lo no colo e dizer que tudo ficará bem? O que você sente vontade de fazer? Apenas observe isso.

Talvez você comece a perceber as estratégias que usou para ser priorizado. Você tentou exigir atenção? Ou desistiu disso por completo? Consegue ficar de luto pelo seu eu, que tentou lidar com o problema afastando-se ainda mais de si mesmo?

Permaneça aqui o tempo que for necessário. Se seus olhos estiverem fechados, espere um pouco antes de voltar ao presente. Mantenha os olhos fechados e faça pequenos movimentos com a ponta dos dedos das mãos e dos pés. Se quiser, alongue o pescoço. Ou coloque suas mãos sobre o peito ou o abdome. Concentre-se de novo na sua respiração. Pense no que você verá quando abrir os olhos. Consegue se lembrar de onde está? Bem lentamente, abra os olhos. Fique o tempo que precisar assim.

Lembre-se de que você pode fazer isso quantas vezes quiser ou precisar. Pode praticar todos os dias ao longo de uma semana. Ou pode fazer uma vez só e retomar o processo daqui a meses ou anos. Estou muito orgulhosa de você.

MUDE O PERCURSO: Conforme chegamos ao fim, eu adoraria que você reservasse algum tempo para reconhecer como sua ferida de priorização aparece hoje em dia. Em quais situações? Em quais relacionamentos? Veja se consegue terminar as frases seguintes. *Se eu me priorizasse, o que mudaria na minha vida agora mesmo seria _____. Se eu me priorizasse, comunicaria às outras pessoas que _____*. Nesta semana eu gostaria que você simplesmente tentasse notar qualquer oportunidade de se priorizar e continuasse assim. Digo isto de coração: você está conseguindo.

Você pode ouvir essa prática de cura em https://www.sextante.com.br/curandosuasferidasdeorigem

# 6

# EU QUERO CONFIAR

Depositar sua confiança em outra pessoa deixa você numa posição profundamente vulnerável. Quando você confia, é exatamente isso que está escolhendo fazer. Está escolhendo acreditar em outras pessoas, depender delas e confiar em que cumprirão sua palavra e seus compromissos. As primeiras pessoas em quem você tem oportunidade de confiar são quase sempre da sua família. Elas lhe ensinam sobre confiança por meio do que dizem, escolhem, fazem, e com isso também ensinam o que você deve esperar dos outros.

Você se lembra de Natasha, a mulher de quem falei no começo deste livro? Foi ela quem se deparou com a troca de e-mails românticos do seu pai com uma mulher que não era a sua mãe. Natasha viu algo que não deveria ter visto e isso partiu seu coração. Aqueles e-mails eram uma traição extrema à sua mãe, uma enorme quebra de confiança entre seus pais. Mas eles também tinham abalado a confiança de Natasha. Ela testemunhou uma traição e então, devastadoramente, foi colocada numa posição em que se tornou *parte* da traição, guardando o segredo do pai por anos e escondendo informações da mãe, o que acabou afetando o seu bem-estar.

Natasha nunca tinha compartilhado essa história com ninguém além de mim. Era uma informação que apenas ela e o pai sabiam e também um fardo muito pesado para Natasha carregar. Essa lealdade rompida levou embora um senso de confiança não apenas em relação ao pai, mas em relação a todas as pessoas que ela conheceu, especialmente os homens com quem saía. Ela tinha dificuldade em acreditar na bondade das pessoas, em acreditar que permaneceriam honestas e decentes, mantendo seus compromissos e sua integridade. Natasha vivia sempre à espera de que alguém vacilasse, prevendo que a desapontariam outra vez.

Se você acha difícil acreditar nos outros ou simplesmente se recusa a fazer isso, pode ser que tenha uma ferida de confiança que vale a pena ser explorada. A confiança pode ser rompida por meio de inconsistências, mentiras, traições e abandono. E, como sabemos, uma vez perdida, é quase impossível recuperá-la.

## Origens da ferida de confiança

Seu pai ou sua mãe confiavam nas pessoas e depois descobriram que vinham sendo enganados? Algum deles sofria com a própria ferida de confiança e disse a você para "abrir o olho", "nunca confiar em homem" ou fez alguma outra generalização que não saiu mais da sua cabeça? Você já teve sua confiança abalada, como o pai ou a mãe que tenha abandonado você? Ou descobriu que alguém em quem confiava enganou você ou seus entes queridos? A quebra de confiança pode facilmente endurecer uma pessoa. Muros são erguidos e dúvidas, ceticismo e suspeitas tendem a sempre estar presentes em suas interações e seus relacionamentos.

Eu descobri que as pessoas em geral realmente não *querem* que as traições do passado as impeçam de confiar no presente. Não *querem* que suas experiências com falsidade ou mentiras as impeçam de acreditar que outras pessoas podem ser honestas, acolhedoras e confiáveis. Não *querem* examinar seus relacionamentos o tempo todo à procura de uma traição. É exaustivo viver evitando a suspeita.

A maioria dos meus clientes que possuem uma ferida de confiança pergunta: "Como posso aprender a confiar nos outros? Há como deixar o passado para trás e seguir em frente partindo do zero?" Restaurar a confiança pode ser um processo longo e doloroso. Se mentiras, traições ou abandono continuaram após sua infância, estragando seus relacionamentos românticos e as amizades atuais, então sua falta de crença nos outros provavelmente se fortaleceu, deixando a ferida ainda mais aberta.

Mas nem tudo está perdido. Existe um caminho para seguir em frente, e ele começa com a identificação da sua ferida de confiança.

# TRAIÇÃO

Quando Troy e Mark vieram para mais uma sessão de terapia, Troy estava furioso sobre algo que acontecera na noite anterior numa festa. Ele entrou, raivoso, no meu consultório, como se aquilo tivesse *acabado* de ocorrer.

– Troy, calma. O que aconteceu? O que houve? – perguntei enquanto tentava acalmá-lo.

– Ele fez de novo. Ele nunca fica do meu lado. Fica do lado de todo mundo menos do meu. Estou cansado disso. Se não consegue me apoiar, por que ainda está comigo? – Troy estava enfurecido.

– Você nem sempre está certo, Troy – respondeu Mark calmamente.

– Mas nem sempre estou errado – retrucou Troy.

Não era a primeira vez que eu ouvia aquilo. Troy sempre reclamava que não se sentia apoiado por Mark. Ele acreditava que o companheiro deveria estar sempre do seu lado e se sentia traído porque, além de Mark não ficar do lado dele, ainda ficava do lado dos outros. Mark, por sua vez, relutava em apoiar Troy porque não queria reforçar um "mau comportamento", como ele denominava.

– Eu realmente devo apoiar meu companheiro mesmo quando ele fala com os outros de maneira constrangedora? Ou quando defende um ponto de vista que não corresponde aos fatos? Eu acho que ele quer meu apoio, mas é difícil ficar do lado dele quando na verdade discordamos. Qual é a lógica disso?

Mark tinha um bom argumento. Até que ponto ele deveria ceder? Mas, antes de tentarmos responder a essa pergunta, parecia importante entender qual ferida estava agindo. Troy claramente se sentia traído e não achava que Mark estava do lado dele. No entanto, a fúria de Troy em relação àquilo sugeria que aquela não era a primeira vez na sua vida que ele experimentava algum tipo de traição.

À medida que nos aprofundávamos na sua família de origem, descobri que os pais de Troy haviam se separado quando ele tinha 7 anos e que mais tarde sua mãe se casara novamente. Seu padrasto já tinha dois filhos, dois meninos quase da mesma idade de Troy.

– Eu era o único culpado de tudo. Sempre. Não importava o que os outros fizessem, era sempre minha culpa. Minha mãe não fazia nada. Mas ela via que meu padrasto sempre ficava do lado dos filhos dele. Podiam atear fogo em mim e ainda assim o culpado seria eu. Eu os odiava.

Troy crescera sem ninguém para apoiá-lo. Ele não conseguia entender como o padrasto podia ignorar comportamentos tão inaceitáveis de seus filhos. E pior: sua mãe, o único laço de sangue que ele tinha naquela família, não intervinha a seu favor e Troy se sentia traído por ela não tomar uma atitude e protegê-lo. Ele relutava em confiar que os adultos fariam a coisa certa.

– Eu entendia que ele fosse mais ligado aos filhos dele, mas como podia ignorar as barbaridades que faziam e depois ainda colocar toda a culpa em mim?

A traição acontece quando alguém quebra um acordo, tácito ou explícito, essencial para a saúde e o bem-estar da relação. Isso pode ocorrer num caso extraconjugal ou numa situação de abandono. Você também pode se sentir traído quando espera algo de uma pessoa – segurança, proteção ou priorização – e ela o decepciona. Isso quebra a confiança.

A traição também acontece quando se escondem informações importantes que o outro precisa saber, como deixar de revelar que você foi demitido, que tem outra família, que usou a poupança do filho em apostas ou que vem fazendo muitas compras escondido do seu par.

Eu vejo isso acontecer com frequência nos relacionamentos. Essas enganações e traições causam um impacto muito maior do que você pode imaginar. Tive clientes que compravam em excesso e jogavam fora as sacolas e caixas para que seus parceiros não vissem, e clientes que mandavam uma quantidade considerável de dinheiro para parentes sem comunicar ao cônjuge. Existem explicações para esses comportamentos, desde *Não vale a pena brigar por isso* até *O dinheiro é meu e faço com ele o que eu quiser*. Mas, independentemente da explicação, isso não muda o sentimento de traição ou de ruptura no relacionamento.

Quando existe uma ferida de confiança ocasionada por traição, a confiança é perdida e normalmente você fica remoendo na sua cabeça: *Não consigo (não posso) confiar em você*.

A traição pode se apresentar de infinitas maneiras numa família. Será que isso já aconteceu com você? Sua confiança foi quebrada de alguma forma? Você perdeu a confiança em alguém? De que maneiras isso lhe ensinou que os outros não são confiáveis?

- Eu me senti traído por _____.
- A traição em si foi _____.
- Isso afetou minha capacidade de confiar porque _____.
- A forma como tento me proteger hoje é _____.

Quando alguém que você ama o trai, isso pode levá-lo a questionar tudo no mundo. Cada certeza que você tinha, cada memória que guardava, agora é substituída por dúvidas. E uma vida que antes era repleta de confiança tem isso roubado. Mas é um ato de bravura e coragem se esforçar para identificar a ferida de confiança e reconstruir a verdade. Eu vejo você e seu coração afetuoso. Você está conseguindo e estou aqui na torcida.

## MENTIRA

Quando conheci Angelica, ela me disse que queria confiar mais em seu parceiro. Ela foi pega espionando o telefone dele pela enésima vez e ele estava compreensivelmente decepcionado. Angelica sabia que precisava parar.

– Sei que estou passando dos limites, mas para mim é muito difícil confiar nele, mesmo que ele nunca tenha me dado motivo para isso.

Angelica estava revelando uma ferida de confiança. Ela ficava checando o tempo todo se o companheiro estava onde tinha dito que iria – ela o rastreava pelo aplicativo do celular. Também olhava o Instagram, as mensagens de texto e o e-mail dele para se certificar de que não estava conversando com ninguém que ela não queria. Caso se deparasse com um nome ou número diferente, logo perguntava quem era e como ele conhecera aquela pessoa. Angelica estava fazendo de tudo para não ser enganada por seu parceiro.

Eu sabia que deveria existir uma história de origem direcionando aquele comportamento. Numa das nossas sessões ela revelou que aos 21 anos descobriu que uma tia na verdade era sua mãe biológica e a mulher que ela chamara a vida inteira de mãe na realidade era sua tia. Sim, você leu direito.

Angelica tinha acabado de se formar na faculdade e mais de vinte familiares compareceram à cerimônia para parabenizá-la. Depois da cerimônia, Angelica foi ao banheiro e entreouviu sua mãe e sua tia conversando. Ela escutou a tia dizendo: "Muito obrigada por tudo que fez por Angelica. Sou muito grata por ter me ajudado por todos esses anos. Eu não estava pronta para ser mãe e ela teve sorte em poder contar com você. E eu também." Angelica ficou paralisada dentro daquele banheiro. *O que ela havia acabado de ouvir? Sobre o que sua tia estava falando? O que tudo aquilo significava?* Ela ouvira as palavras claramente, mas sua mente não conseguia processar a informação. Não havia mais ninguém no banheiro. Ela deu descarga e saiu. Parecia até cena de filme. E foi *assim* que Angelica descobriu que havia sido enganada a vida toda.

A família de Angelica tinha escondido a verdade sobre o seu nascimento por sinceramente achar que estava fazendo a coisa certa, mas ainda assim Angelica se sentiu traída. Ela estava vivendo uma mentira – e, pior ainda, todo mundo sabia, menos ela. Essa revelação levou Angelica por um caminho de questionamentos ao longo da vida. *Vocês estão falando a verdade agora? Estão mentindo para mim?* Era dúvida atrás de dúvida.

Fazia sentido ela querer confirmar tudo pessoalmente, ou "com os próprios olhos", como ela mesma dizia. Mas confiar nos outros não era sua única dificuldade. Quando as pessoas são enganadas, traídas ou iludidas de alguma forma, também acostumam perder a confiança em si mesmas. *Como não percebi isso antes? Como deixei passar? Por que não vi o óbvio? Será que não sou capaz de ver o que acontece bem diante do meu nariz?*

Será que você consegue revisitar sua infância e ver se houve alguma traição que tenha sofrido ou testemunhado? Lembre-se de que nem sempre a traição tem que acontecer *com* você para que isso afete sua vida. Você pode ter presenciado seus pais enganarem um ao outro, ou enganarem um dos seus irmãos, e ter sido influenciado por isso.

- A pessoa que mentiu foi _____.
- Essa experiência me afetou porque _____.
- Isso me afeta ainda hoje já que _____.

## ABANDONO

– Eu acho que ela é a pessoa certa.

Mahmoud havia se encontrado com alguém na noite anterior e estava empolgado para me contar os detalhes.

– Eu realmente acho que pode dar certo – repetia.

Por mais que quisesse comemorar com ele, eu estava cautelosa. Só nos dois últimos meses, eu já tinha ouvido aquelas mesmas palavras várias vezes sobre várias mulheres. Mahmoud tinha o padrão de ir a um encontro, gostar da pessoa, contar que tinha encontrado o par perfeito, para então voltar na semana seguinte e dizer que estava tudo acabado. Esse ciclo já tinha se repetido diversas vezes e agora não era diferente.

Precisávamos explorar mais para identificar o que estava acontecendo de verdade. Quando Mahmoud tinha 8 anos, seu pai disse à família que tinha que retornar ao Egito, sua terra natal, para uma viagem de negócios. Normalmente ele viajava uma vez por mês, mas *daquela* vez ele nunca mais voltou. Depois de algumas semanas, Mahmoud e suas irmãs começaram a perguntar à mãe quando o pai voltaria. Durante meses ela disse que o trabalho estava levando mais tempo do que o esperado, porém mais tarde acabou revelando que ele não voltaria. Tinha decidido ficar no Egito.

Não havia uma explicação clara para aquilo, apenas especulação. Aquele abandono foi devastador para toda a família. Como único menino da casa, Mahmoud era muito chegado ao pai e estava arrasado. Queria ser igual ao pai quando crescesse. Agora ele tinha partido. *Por que meu pai foi embora? Ele não ama a gente? Será que fiz algo de errado?* Ele não conseguia ver sentido naquilo.

Abandonos na infância são o tipo de traição que acontece quando pais ou responsáveis deliberadamente renunciam a seus deveres parentais sem levar em conta o bem-estar de seus filhos. Isso pode ocorrer por abandono físico, como a partida do pai de Mahmoud, ou por abandono emocional, quando os pais se tornam emocionalmente indisponíveis para os filhos.

Você experimentou algum tipo de abandono enquanto crescia? Por quem? Que impacto isso teve em você? E de que maneiras isso lhe ensinou que não devia confiar nos outros?

- Quem me abandonou foi _____.
- Isso me levou a acreditar que _____.
- A maneira como tento me proteger hoje é _____.
- Mas o que estou percebendo sobre isso agora é que _____.

## Como lidamos com a ferida de confiança

Se você não conseguia confiar no seu círculo familiar, é provável que isso o tenha colocado, conscientemente ou não, num caminho de autoproteção contra traições, enganações, mentiras e abandono. É possível que você tenha feito de tudo para tentar criar estabilidade e segurança para si mesmo. E pode ter sido qualquer coisa, desde olhar alguém com desconfiança, testar os outros, fechar-se e tornar-se distante, até se aproximar de alguém o mais rápido possível para criar uma sensação de segurança, companheirismo e comprometimento. Mas essas maneiras de lidar com uma ferida de confiança não fazem nada para restaurá-la. Na realidade, apenas mantêm a desconfiança intacta.

### DISTANCIAMENTO

Se você já foi traído ou enganado, iludido ou abandonado um dia, pode parecer que a única saída seja se distanciar dos outros. Quando nos fechamos, permanecemos protegidos. *Se as pessoas não puderem chegar perto de mim, não vão poder me machucar.* Pode ser que você tenha escolhido nunca compartilhar detalhes da sua vida com os outros, abster-se da intimidade verdadeira com seus amigos, nunca namorar ou ficar inacessível de outras maneiras.

Se alguém já terminou um relacionamento com você, provavelmente você já pronunciou as seguintes palavras: *Nunca vou amar de novo.* Dizemos isso porque o fim de um relacionamento é doloroso e muitas vezes vivenciado como uma traição, e nos recusamos a ficar vulneráveis novamente a tal experiência. Nunca mais queremos passar de novo por aquela dor.

Mas isso não se restringe aos términos de relacionamento. Quando alguém do seu sistema familiar faz algo que quebra a sua confiança e não faz nada ou muito pouco para restaurá-la, suas únicas opções podem ser fechar-se e isolar-se.

O problema é que essas estratégias de enfrentamento muitas vezes o mantêm *mesmo* protegido das coisas que você teme. Fechar-se até pode dar certo, mas à custa de conexão, proximidade, intimidade e profundidade nos seus relacionamentos. Caso você se feche, poderá evitar outras decepções, mas nunca terá a experiência de ver alguém construindo confiança com você, de restaurar uma confiança perdida e de escrever uma nova história.

De que maneiras você se tornou distante para lidar com uma ferida de confiança? Como isso foi útil para você? Como isso o protegeu no passado? Consegue perceber de que essa estratégia de enfrentamento está privando você hoje?

### HIPERVIGILÂNCIA

Quando a mentira sustentada pela família de Angelica se revelou em sua formatura, aquilo acionou nela uma reação em cadeia. Ela se tornou hipervigilante com os namorados e passou a bisbilhotar seus e-mails, mensagens de texto e conversas no Instagram, em alerta total para o possível risco de ser enganada de novo.

Pessoas hipervigilantes estão sempre examinando seus relacionamentos e o mundo à sua volta em busca de qualquer indício de mentiras, farsas ou traições. Isso é um mecanismo de defesa. *Se eu não deixar nada escapar aos meus olhos, não serei ferido.* Mas também é algo insuportável. Você fica a vida inteira na defensiva, constantemente procurando oportunidades de ser enganado ou traído. E *é claro* que você se sente assim. Se o passado mostrou que as pessoas não cuidam de você e não são confiáveis, então em quem confiaria?

Eu mesma me tornei hipervigilante durante o divórcio dos meus pais. Eles me contavam histórias completamente diferentes, então era claro que não podiam ser ambas verdadeiras. Eu sabia que algo não estava certo, então ouvia atentamente as conversas dos adultos e percebia quando alguém estava mentindo ou retendo informações. Ficava na extensão ouvindo meus pais conversarem ao telefone só para saber qual era *a verdade*. Acabei me tornando muito boa em interpretar as pessoas, uma habilidade que vem a calhar agora, mas a hipervigilância também me roubou o tipo de alegria e conexão, de liberdade e diversão que eu queria. E essa estratégia ruim de enfrentamento pode chegar à vida adulta com muita facilidade. Foi o que aconteceu comigo. Na minha vida pessoal eu era pega rastreando detalhes ou apontando qualquer contradição do meu parceiro. Connor e eu fazíamos piada disso e acabei ganhando o apelido de Fiscal de Tudo, porque nenhum detalhe passava despercebido por mim, e se eu visse qualquer probleminha, apontava na mesma hora. Hoje eu consigo rir disso tudo, mas era uma receita para o desentendimento e o conflito.

De que maneiras você se tornou hipervigilante para lidar com uma ferida de confiança? Você ainda age assim? Como isso foi útil para você? Consegue notar como essa estratégia de enfrentamento o está prejudicando hoje em dia?

### TESTE E SABOTAGEM

Quando não confiamos, costumamos ter necessidade de testar as pessoas ao nosso redor. Você pode testar alguém deixando de esclarecer suas expectativas. Pode testar alguém se afastando dessa pessoa só para ver se ela irá atrás de você, mostrando que você importa para ela. Ou, ainda, pode testar o comprometimento de alguém ao ultrapassar limites de propósito ou pedir coisas que sabe que não são razoáveis.

Troy não tinha certeza se podia confiar nas pessoas, mas certamente iria testá-las. Queria alguém que ficasse do lado dele e se posicionasse a seu favor. Em alguns casos, ele sabia que estava errado, mas ainda assim queria que Mark o apoiasse, como o padrasto apoiava os filhos dele e como ele queria que sua mãe o tivesse apoiado por todos aqueles anos.

– Eu só queria ter esse gostinho, entende?

Troy queria experimentar como era estar errado *de verdade* e mesmo assim ter o companheiro a seu favor.

Uma vez que a ferida de confiança de Troy e sua história de origem em torno da traição foram reveladas para Mark, isso mudou algo na dinâmica do casal. Como passamos algum tempo cuidando juntos dessa ferida, Troy já não precisava testar Mark tanto assim. A confiança foi sendo construída de maneira consciente, por meio da conversa e da vulnerabilidade emocional, não pelas tentativas de Troy de desafiar Mark com seu mau comportamento. Quanto mais a confiança se estabelecia entre eles, melhor Troy se comportava em ambientes sociais.

De que maneiras você já testou as pessoas? Pretendia provar algo ao agir assim? E de que forma isso está prejudicando seus relacionamentos hoje em dia?

Testes também podem se transformar em sabotagem. Antes de descobrir a traição do seu pai, Natasha era uma menina que confiava em todos. Ela colocava o pai num pedestal. Mas aqueles e-mails mudaram tudo. Da noite para o dia, Natasha passou a acreditar que as pessoas mais próximas a ela, as que mais amava, eram capazes de traições inimagináveis.

Foi isso que tornou difícil para Natasha confiar totalmente em Clyde – o homem com quem estava namorando e que iria pedi-la em casamento – e também em todos os outros parceiros que vieram antes dele. Ela esperava descobrir algo que estava "escondido", mesmo que Clyde nunca tivesse dado motivo para ela não confiar nele. E essa desconfiança se transformou numa sabotagem de relacionamento.

Natasha imaginava que terminar os relacionamentos era uma forma de se proteger, algo que já tinha feito em todos os relacionamentos anteriores. *Se eu terminar antes de você me trair, não serei magoada.* Natasha não estava testando Clyde; estava sabotando o namoro dos dois. Ela possuía um longo histórico de se afastar das pessoas, rompendo as relações antes que fosse magoada novamente.

Mas estava sendo prejudicada pela própria precaução. Naquele relacionamento em especial, Natasha tinha encontrado o homem com quem queria se casar. Um homem bom, carinhoso e atencioso. Um homem que não conhecia a luta que ela travava naquele momento nem o fardo pesado que por tanto tempo ela vinha carregando.

De que maneiras você usou a sabotagem como meio de se proteger da desconfiança? Como isso tem prejudicado sua vida atualmente?

## APEGO ANSIOSO

Algumas pessoas com uma ferida de confiança se fecham e se isolam na vida adulta para que nunca mais sejam magoadas novamente. Outras, como Mahmoud, fazem o contrário: se apegam rapidamente a alguém que conhecem há pouco tempo, na esperança de preencher um vazio.

Pode ser que você já tenha ouvido falar na Teoria do Apego. Ela foi apresentada pela primeira vez em 1952 pelo psicanalista britânico John Bowlby e mais tarde desenvolvida por Mary Ainsworth, uma psicóloga do desenvolvimento que conduziu o famoso estudo da Situação Estranha.[21] Esse experimento avaliou diferentes tipos de apego ao observar as reações de crianças quando a mãe delas saía da sala e depois voltava. Bebês com apego seguro se reconectavam no reencontro, buscando intimidade e proximidade e desejando interagir com a mãe. Mas bebês com apego inseguro ficavam nervosos e estressados quando a mãe retornava ou evitavam interagir com ela. O estudo da Situação Estranha tornou-se uma ferramenta para categorizar relacionamentos de apego seguro ou inseguro, e continuamos a usá-la até hoje como um sistema de referência para a nossa compreensão de apego tanto na infância quanto na idade adulta.[22]

Pesquisas mostram que pessoas que tiveram apego seguro na infância tendem a ter apego seguro na vida adulta, e o contrário também é verdadeiro. Quando o pai de Mahmoud deixou a família, isso abalou profundamente sua noção de segurança. Como resultado, ele se tornou ansioso e tentou buscar segurança por meio da conexão, muitas vezes apressando o ritmo normal de um relacionamento e avançando para o status de "namorado instantâneo" já no primeiro encontro. Essa estratégia de enfrentamento tenta nos proteger ao nos aproximar o máximo e o mais rápido possível de alguém, para que dessa forma a confiança *não possa* ser violada. *Se eu conseguir fazer com que esse relacionamento funcione, não serei abandonado novamente.*

Como Mahmoud era muito simpático, seus primeiros encontros iam muito bem. Sempre acontecia uma conexão fenomenal. Mas então ele acelerava demais. Começava a falar com a pretendente sobre seus planos para o futuro, sobre morarem juntos, noivarem, casarem e terem filhos. À primeira vista isso parecia divertido, mas ao forçar demais ele acabava assustando as possíveis namoradas, que recusavam um segundo encontro ou sumiam. Isso aconteceu várias vezes.

– Eu percebo que isso afasta as pessoas, mas não consigo romper o padrão – admitiu com tristeza.

Mahmoud reconhecia que seu comportamento era desagradável. Mas não conseguia entender por que era compelido a se comportar daquela forma, ou como poderia mudar o padrão e seguir em frente.

– Na sua tentativa de se proteger do abandono, parece que na verdade você criou *mais* abandono – comentei.

– Uau... Nunca tinha pensado dessa forma. Preciso de um momento para assimilar isso.

Não importa se, para evitar ser abandonado novamente, você evite conexão e intimidade ou se apegue de maneira rápida e ansiosa nos seus relacionamentos; em ambos os casos, o resultado ainda será a ausência de uma conexão autêntica. Os relacionamentos de Mahmoud não funcionavam porque seu objetivo principal era proteger a si mesmo e garantir que nunca seria deixado para trás de novo. Esse não é um bom jeito de conhecer alguém, estabelecer uma conexão autêntica e deixar que a relação se desenvolva aos poucos e se fortaleça com o tempo. Mahmoud estava inconscientemente tentando recuperar à força o que seu pai havia tirado dele em todos aqueles anos.

Em vez de apressar a conexão, ele precisaria ir com mais calma e se tornar vulnerável. Precisaria criar espaço para realmente conhecer alguém... e deixar *a pessoa* conhecer de fato quem *ele* era. E isso sempre seria um risco. Relacionamentos não são certos. Não há garantia de que uma relação vai durar para sempre. Não há garantia de que uma pessoa vai ficar ao nosso lado. E quando você tem um pai ou uma mãe, uma pessoa que você espera que *seja* essa garantia, que escolhe ir embora e deixar você para trás, essa experiência é devastadora – e você passa a achar quase impossível haver alguém no mundo que não o abandonará.

Vamos deixar bem claro aqui que abandono é diferente de término de relacionamento. Essa é uma distinção que muitas pessoas não conseguem fazer, especialmente quem tem apego inseguro, por isso acho importante enfatizar. Pessoas que possuem uma ferida de confiança centrada na crença do abandono precisam encontrar alguém que nunca as deixe. *Promete que não vai me deixar? Promete que vai ficar comigo para sempre?* Mas é claro que não existe garantia. As pessoas podem até prometer, jurar de pés juntos, mas palavras não mudam o medo que uma ferida mal resolvida carrega em si. Palavras não estabelecem confiança de verdade.

Uma ferida de confiança mal resolvida pode causar estrago nos seus relacionamentos atuais. Além de pressionar seus parceiros, ela também pode fazer com que você inconscientemente seja atraído por pessoas *não confiáveis*, aquelas que provarão que seus medos têm fundamento. Pode forçá-lo a conexões inautênticas ou, ao contrário, levá-lo a evitar intimidade, para nunca mais ter seu coração partido. Isso não é jeito de viver. Quando suas feridas estão no controle, é impossível estabelecer a segurança e a confiança de que você precisa para encontrar novas crenças, novas experiências e um lugar de cura.

Aprender a conviver com uma ferida de confiança ajuda você a tratar sua dor de maneira inteligente, mas não contribui muito para a cura. A confiança também requer que você acredite na sua resiliência e fortaleça o seu discernimento. Ela pede que você acredite na sua capacidade de se adaptar e se recuperar após uma experiência de mentiras, farsas e traições. Pede que você aprenda com isso, tornando-se mais sábio, sem se tornar cada vez mais distante.

## Como curamos a ferida de confiança

Voltar a confiar em si mesmo e nos outros é uma grande realização. E Angelica teve a coragem necessária para fazer isso com o seu companheiro. Nomear e compartilhar sua ferida de confiança com ele foi seu primeiro passo. Permitir-se sentir a profundidade da traição de sua família e o impacto que teve sobre ela também foi importante. Isso precisava acontecer para lhe dar esperança de mudar o percurso e abandonar a desconfiança.

Com o tempo, em vez de bisbilhotar a vida do companheiro, ela escolheria dizer a ele que *queria* bisbilhotar por estar se sentindo insegura sobre algo – e então pediria que a questão fosse esclarecida. Em vez de rastreá-lo por aplicativos, mandaria uma mensagem perguntando onde ele estava. E então ela aprenderia a acreditar nisso. Afinal de contas, ele nunca dera motivo para ela duvidar.

Depois que identificamos a ferida de confiança de Natasha, aos poucos ela foi percebendo que não precisava mais carregar aquilo sozinha. Ela compartilhou o fardo comigo e ele ficou um pouco mais leve. E logo depois dividiu o segredo com Clyde também. Essa era uma decisão vulnerável, que revelava um alto nível de confiança em Clyde. Natasha estava correndo um risco. Estava pisando no desconhecido. *Quanto mais alguém sabe sobre nós, mais pode nos machucar, certo?* Essa pergunta ficou perturbando sua mente durante semanas.

– Ele vai conhecer meu ponto mais fraco – disse ela.

– Isso é verdade – respondi. – Não sabemos o que Clyde vai fazer com essa informação. Não sabemos como ele vai reagir. Mas o fato de existir uma parte sua que está disposta a compartilhar isso com ele mostra que você acredita que ele pode lidar bem com isso, que pode respeitar o que você está dizendo a ele. Isso me diz que, em algum lugar no seu íntimo, você acredita que dividir isso com ele vai melhorar algo em você e no seu relacionamento. Se você não visse nenhum benefício, acho que não faria isso.

As palavras atingiram o alvo. Natasha finalmente estava curada o bastante para sair do papel de confidente do pai. Aquele segredo tinha influenciado consideravelmente toda a sua vida e seus relacionamentos, e agora ela estava pronta para se desvencilhar desse controle. Contar tudo a Clyde era uma tentativa de restaurar e fortalecer sua confiança em vez de evitar ser magoada e acabar se sabotando.

Natasha tinha a sorte de ter um companheiro que se importava profundamente com ela. Quando deixou Clyde entrar e compartilhou com ele o seu segredo, os dois se tornaram uma equipe mais forte. Ela substituiu com sucesso a sabotagem pela comunicação e contou com a ajuda de Clyde para continuar estabelecendo mais confiança. Isso foi incrivelmente terapêutico para Natasha. Ela começou a reescrever a história que tanto guardava em seu coração sobre os homens, sobre as pessoas mais próximas e sobre a traição que acontece em todo relacionamento íntimo. Foi um processo muito bonito de ver.

Essa prática obviamente só funciona quando você tem um parceiro ou amigo honesto que está disposto a participar dessa recuperação. Você deve escolher praticar isso com alguém que já conheça a fundo, mas é claro que podemos ser enganados pelas pessoas que menos esperamos.

A verdade é que nós que temos uma ferida de confiança sempre sentimos que é arriscado confiar em alguém, mas existe uma frase de Ernest Hemingway que vai direto ao ponto: "A melhor maneira de descobrir se você pode confiar em alguém é confiando." A ideia não é agir com precipitação, mas experimentar a confiança de maneira consciente e ver se ela existe mesmo ou pode ser construída.

Isso fica muito mais fácil quando você tem uma comunidade de amor e apoio ao seu redor para ajudá-lo a lidar com essa questão.

Esse trabalho não significa que você tem que ignorar sua dor ou suas emoções, nem sugere que enganações e traições devam ser relevadas. Em vez disso ele enfatiza que, com amor e apoio, você pode superar situações difíceis e desagradáveis. Ao fazer isso, você também passa a reconhecer aqueles em quem pode confiar e aqueles em quem não pode enquanto reforça sua confiança em si mesmo.

Não sei se existe um jeito eficaz de evitar ser traído, enganado, abandonado ou iludido. Acredito que você pode reduzir sua exposição a isso, mas não tenho certeza se pode se esquivar completamente. Se você já foi magoado antes, fará todo o possível para evitar reviver a mesma dor. Só que evitar confiar em alguém não o ajuda a confiar de novo.

Essa é uma questão sutil, então vou repetir: evitar confiar em alguém não o ajuda a confiar de novo. O único meio de voltar a confiar é por tentativa e erro.

Estabelecer a confiança é um ato de vulnerabilidade que pode parecer muito assustador. Por saber que às vezes é difícil começar a confiar em outras pessoas, muitas vezes digo aos meus clientes que comecem construindo a própria confiança. Procure cumprir pequenos compromissos consigo mesmo, como ir para cama na hora que planejou, beber bastante água ou praticar exercícios. Veja se consegue aumentar a confiança em suas promessas e coloque sua energia nisso.

Caso esteja interessado nessa coisa de "Confie em alguém para ver se dá certo", pense sobre o que acha fácil de confiar em determinada pessoa e o que acha difícil. Você pode até fazer uma lista. Observe se suas maiores desconfianças lhe são familiares ou lhe parecem novas. Como eu disse, não vamos agir com precipitação. Faça isso com calma. Conecte-se com sua ferida, compartilhe-a com alguém que ganhou confiança suficiente para ouvi-la e deixe essa pessoa entrar no seu mundo interior de dúvidas, desconfianças e ceticismo.

Eu acho que isso ajuda a pessoa em quem você está tentando confiar mais a conhecer melhor suas inseguranças. Se ela zombar de você ou for insensível ou indiferente, esse será um bom indício de que fazer o exercício com ela não é seguro. Você também não vai querer fazer isso com alguém que acabou de conhecer. Você quer alguém que obviamente cuide de você e se preocupe com sua felicidade. Independentemente de qual seja sua ferida, buscar apoio em alguém que tem pouca tolerância à sua dor não ajudará na sua cura. Vamos tentar algo juntos.

- Quando _____ acontece, fica difícil confiar em você porque _____.
- Isso me lembra de _____ e me faz sentir _____.
- O que seria de grande ajuda para mim é _____.
- E eu também me comprometo a _____.

A confiança é estabelecida quando primeiro confiamos e depois nos sentimos seguros nessa experiência. A confiança acontece nos avanços corajosos que você faz, quando oferece a si mesmo e aos outros a oportunidade de construírem a confiança juntos, quando você confia e eles não decepcionam, provando que são confiáveis. A confiança tem muito mais a ver com o momento presente do que com um futuro incerto. Em vez de *Promete que nunca vai me deixar?*, dizemos *Como me sinto neste exato momento?* Isso não significa que o relacionamento vai durar para sempre, ou que vocês nunca escolherão seguir caminhos separados... mas, mesmo assim, sua confiança continuará intacta.

A confiança não é algo fácil de restabelecer. Não é algo que se recupera da noite para o dia. Mas é algo que você pode construir para si mesmo, e é algo que pode construir com os outros.

## Prática de Cura da Origem

Agora vamos levar o trabalho um pouco adiante. Caso você tenha se identificado com uma ferida de confiança, vamos trabalhar juntos por meio da Prática de Cura da Origem.

Fique confortável. Pode deitar ou se sentar. Pode ficar de olhos fechados ou abertos. Certifique-se de estar num local seguro e privado. É importante lembrar que se você estiver passando por um trauma, é essencial que se cuide bem. Nesses casos, é necessário ter alguém que possa guiar, apoiar e ajudar você a criar um espaço seguro para esse trabalho.

NOMEIE: Você consegue se lembrar da primeira vez que questionou se poderia confiar em alguém, ou da primeira vez que perdeu a confiança em algo ou alguém? Lembra qual foi o dia? Lembra onde estava? Lembra quem colocou essa dúvida ali?

TESTEMUNHE: Agora concentre-se mais em si mesmo. Dê um zoom na sua versão mais jovem que vivenciou a traição, a mentira ou o abandono (não na sua versão atual fazendo o exercício). Como se estivesse assistindo a um filme, quero que você perceba os sentimentos que experimentou naquele momento. Observe como foi ser enganado. Observe como foi saber que um dos seus pais tinha ido embora. Note a expressão no seu rosto e qualquer mudança na sua linguagem corporal à medida que a tristeza ou a descrença começa surgir. E se permita sentir compaixão por aquela criança, por seu eu mais jovem.

FIQUE DE LUTO: Pode ser que você comece a sentir muitas emoções agora. Consegue deixá-las fluir? Talvez você esteja em contato com o que sentiu durante todos aqueles anos. Seu coração pode estar sofrendo por aquela criança que precisou suportar uma ferida de confiança. Lamente pelo seu eu mais jovem. E observe o que você gostaria de oferecer a ele neste momento. De que ele precisa? Você quer abraçá-lo? Quer dizer que sente muito por ele ter sido traído? Quer pegá-lo no colo e dizer que sabe quão dolorosa foi a traição? O que você sente vontade de fazer? Apenas observe isso.

Permaneça aqui o tempo que for necessário. Se seus olhos estiverem fechados, espere um pouco antes de voltar ao presente. Mantenha os olhos fechados e faça pequenos movimentos com a ponta dos dedos das mãos e dos pés. Se quiser, alongue o pescoço. Ou coloque suas mãos sobre o peito ou a barriga. Concentre-se de novo na sua respiração. Pense no que verá quando abrir os olhos. Consegue se lembrar de onde está? Bem lentamente, abra os olhos. Fique o tempo que precisar aqui.

Lembre-se de que você pode fazer isso quantas vezes precisar ou quiser. Pode praticar todos os dias ao longo de uma semana. Ou pode fazer uma vez só e retomar o processo daqui a meses ou anos. Estou muito orgulhosa de você.

MUDE O PERCURSO: Conforme chegamos ao fim, eu adoraria que você reservasse algum tempo para reconhecer como sua ferida de confiança aparece hoje em dia. Em quais situações? Em quais relacionamentos? Veja se consegue terminar a frase seguinte. *Se eu me permitisse confiar totalmente, se não tivesse medo de apenas ser, algo que faria diferente seria* _____. Nesta semana eu gostaria que você simplesmente tentasse notar qualquer oportunidade de substituir um velho padrão por um novo.

Você pode ouvir essa prática de cura em https://www.sextante.com.br/curandosuasferidasdeorigem

### ESCREVA UMA CARTA PARA SUA FERIDA DE CONFIANÇA

Eis agora um último exercício para a sua Prática de Cura da Origem. Acredito que cartas são incrivelmente poderosas. Ao escrevê-las, você pode se expressar totalmente e colocar em palavras sua reivindicação. Caso tenha uma ferida de confiança, recomendo que reserve um tempo para fazer isso.

Gostaria que você escrevesse uma carta para a sua ferida de confiança (sim, comece com "Prezada Ferida de Confiança"). Essa carta deve mostrar compaixão pela ferida e gratidão pelas estratégias de enfrentamento que ela despertou em você. Mas também é necessário que você diga o que deseja ter de volta. O que quer que a ferida saiba sobre você? O que quer que ela saiba sobre sua vida hoje? O que você quer controlar em vez de deixar que ela controle? Fale diretamente com ela. Comece a se relacionar mais com ela. Parte da cura de uma ferida de confiança requer que a ferida confie em *você*. Mostre que você é confiável.

Repito: esse trabalho não acontece da noite para o dia. Você pode retornar a essa carta repetidas vezes. Pode acrescentar alguma coisa a ela. Pode escrever para a sua ferida de confiança quantas vezes quiser. Mas, por ora, apenas comece.

# 7
# EU QUERO SENTIR SEGURANÇA

Quando criança, você dependia muito dos seus pais e responsáveis para se sentir seguro. O propósito dos pais é proteger, respeitar, ouvir, defender e fixar regras e limites para manter sua segurança. Mas, como sabemos, os adultos da nossa vida nem sempre acertam. Na verdade, às vezes são eles que ignoram os sinais, cometem os erros ou são negligentes, colocando-nos em perigo.

Certamente não há garantias de que, desde o começo da vida, você será tratado com cuidado e proteção contra os perigos. Essa *deveria* ser a sua experiência. Você *deveria* se sentir seguro em família. A sua casa *deveria* ser o lugar onde você encontra bem-estar, segurança, paz e estabilidade. Lar *deveria* ser o seu refúgio, o lugar que você busca quando o mundo ao redor é assustador, feroz e difícil. (Não costumo usar muito a palavra *deveria*, mas acho que agora é a hora certa de empregá-la.)

Claro que nossos pais não podem nos proteger de tudo que está lá fora, mas, quando membros da nossa família são abusivos, negligentes, aproveitadores, autoritários ou emocionalmente imaturos, uma ferida de segurança pode aparecer com muita facilidade. Você já ouviu o ditado "Lar é onde mora o coração"? Bem, isso não vale para todo mundo. Nem sempre o lar é um lugar para onde as pessoas querem voltar. Às vezes o lar é onde mora a imprevisibilidade. Às vezes é onde mora o caos. E outras vezes é onde mora o abuso.

# Origens da ferida de segurança

Ao falarmos sobre segurança, precisamos falar também sobre abuso. Quero deixar isso bem claro para que você se observe amorosamente à medida que avançamos pelo capítulo. Independentemente de ter ou não vivenciado ou testemunhado algum abuso, ler sobre o assunto pode ser uma experiência intensa e avassaladora, acionando gatilhos. Então, por favor, prossiga com cuidado enquanto vira cada página.

### ABUSO

Abusos criam feridas de segurança – sem dúvida. Quando há abuso, a segurança não existe. Ponto-final. E quando esse abuso acontece na sua casa, ou quando as pessoas da sua casa não impedem que ele aconteça, você vive a maior traição e perda de confiança que poderia experimentar em família. Como a escritora, professora e ativista bell hooks tão apropriadamente disse em seu livro *Tudo sobre o amor*: "Abuso e negligência negam o amor. Cuidado e compromisso, o oposto de abuso e humilhação, são os alicerces do amor. Prova do fracasso da prática amorosa é que o abuso esteja acontecendo em primeiro lugar." Amor e abuso não podem coexistir.

Vamos olhar para o abuso através das lentes do sistema familiar, mas pode ser que você identifique algo que lhe pareça verdadeiro neste exato momento da sua vida adulta. Se você está vivendo um relacionamento abusivo, pode ligar para 180 (Central de Atendimento à Mulher) ou 100 (Disque Direitos Humanos) para falar com profissionais. A partir daqui vou abordar diferentes tipos de abuso e explicar como eles podem ter acontecido na sua infância. Por favor, tenha cuidado.

Abuso é um padrão de comportamento usado por uma pessoa para ganhar e manter poder e controle sobre outra.[23] Existem seis tipos de abuso: físico, sexual, verbal/emocional, mental/psicológico, financeiro/econômico e cultural/racial/identitário. Todas as formas de abuso utilizam o poder e o controle que uma pessoa tem sobre outra, e é por isso que as crianças são altamente suscetíveis ao abuso, dada a dinâmica de poder e controle já incorporada na relação adulto-criança.

Provavelmente você já conhece a maioria desses tipos de abuso, mas acho importante olharmos para eles mais de perto e juntos.

O abuso físico ameaça a segurança física da criança. Talvez você tenha presenciado seu pai ou sua mãe cometendo abuso um com o outro, ou com seus irmãos, e se sentiu indefeso, assustado e inseguro. Talvez tenha sido o alvo do abuso físico, o saco de pancadas da raiva e da irritação dos seus pais. Pode ser que eles batessem em você e lhe arremessassem objetos. Pode ser que você tenha sido beliscado, chutado ou asfixiado por eles. Existem incontáveis histórias terríveis de crianças vivendo com medo e esperando o abuso acontecer. Eu tive clientes que compartilharam histórias sobre pais que apagavam o cigarro neles ou pais que lhes jogavam objetos pesados na cabeça. Um desses clientes até me contou que seu pai obrigava o seu irmão, que tinha paralisia cerebral, a subir no sofá e depois se atirar no chão como forma de castigo.

Mas o abuso físico pode acontecer mesmo quando não encostam no seu corpo. Acontece quando um adulto demonstra ser fisicamente ameaçador e intimidante. Quando alguém corre atrás de você mesmo que não consiga alcançá-lo ou quando sua mãe ou seu pai bloqueia a porta do seu quarto para que você não consiga sair. Isso faz com que você tema por sua integridade física ou se sinta preso e intimidado no seu próprio espaço.

O abuso sexual é uma ameaça terrível à integridade da criança. Uma em cada dez crianças sofrerão abuso sexual antes de completar 18 anos.[24] Mas, como o abuso sexual muitas vezes não é denunciado, sabemos que esse número pode ser ainda maior. Talvez você tenha sido abusado sexualmente por alguém na sua casa: pai ou mãe, padrasto ou madrasta, irmão ou irmã, primo ou prima. Talvez seu abusador tenha ameaçado você ou alguém que você ama para garantir que você não contasse a ninguém, ou tenha convencido você de que merecia o que estava acontecendo, ou talvez tenha dito que aquilo era aceitável e normal. Talvez você tenha ficado com medo, ou muito confuso, sabendo que algo estava errado, mas experimentando o prazer sexual mesmo assim. Tive clientes que me disseram como foi desconfortável serem expostos à pornografia ainda na infância ou terem um padrasto que falava com eles de maneira sexual quando ninguém estava por perto. O abuso sexual infantil envolve toque e também envolve atos sexuais sem contato entre um adulto e um menor ou entre menores, quando um menor exerce poder e controle sobre outro.

O abuso verbal e emocional é qualquer tentativa de assustar, isolar, controlar ou humilhar você, verbal ou emocionalmente. Já falei neste livro sobre declarações ofensivas. O abuso verbal e emocional pode acontecer por meio de pequenas críticas, desvalorização moral, insulto a aparência ou conquistas, humilhação pública ou deboche. As palavras cortam muito profundamente. Um dos meus clientes compartilhou comigo como seu padrasto, que era técnico do seu time de hóquei na época da escola, constantemente comentava sobre o péssimo atleta que ele era na presença dos seus companheiros de equipe. Certo dia, na frente de todos, ele disse: "Sua mãe cometeu um baita erro ao deixar seu pai gozar dentro dela." Esse comentário foi absolutamente abusivo e humilhante tanto para meu cliente quanto para a mãe dele.

O abuso mental e psicológico se enquadra na categoria de abuso emocional, só que é mais sutil. Os abusadores usam o abuso psicológico para controlar, aterrorizar e desacreditar suas vítimas.[25] Um pai ou uma mãe pode ter ameaçado várias vezes machucar você, alguém ou a si mesmo. Talvez tenha culpado você cruelmente por qualquer coisa que desse errado. Ou tenha ameaçado abandoná-lo se você não se comportasse bem, deixado de falar com você por longos períodos ou levado você a duvidar da própria sanidade ao esconder suas coisas ou mudá-las de lugar. Uma das minhas clientes me contou que, quando estava com raiva, seu pai pegava os trabalhos e deveres de casa que ela estava fazendo e ameaçava rasgá-los ou destruí-los. Ele pegava a roupa favorita dela e ameaçava rasgá-la na sua frente a menos que ela fizesse o que ele tinha dito. Outro cliente disse que, quando se assumiu em casa, seu pai deixou de falar com ele por anos. Na época o meu cliente mantinha um diário e descobriu que qualquer folha que mencionasse que ele era gay acabava sendo arrancada depois.

O abuso financeiro e econômico é uma tentativa de controlar a vítima com dinheiro. Embora talvez você pense que esse tipo de abuso só acontece entre adultos, saiba que também ocorre entre pais e filhos. Seus pais podem ter impedido você de ter acesso ao dinheiro que ganhou como presente de aniversário ao longo de anos. Podem ter roubado de você, aberto contas bancárias e feito cartões de crédito e dívidas no seu nome sem o seu conhecimento. Podem ter explorado você financeiramente ou punido você por gastar suas economias.

Abuso cultural, racial e identitário acontece quando o abusador recorre a aspectos da sua cultura, da sua raça ou da sua identidade para infligir dor e sofrimento e controlar você. Isso pode ocorrer em famílias com diferenças culturais e raciais, normalmente quando você se torna enteado ou vai parar num lar adotivo ou temporário. Talvez você tenha ouvido insultos raciais ou culturais enquanto crescia, ou tenha sido ameaçado de exclusão por alguém da sua família. Talvez seguisse determinados costumes alimentares ou de vestimenta por causa da sua fé e tenha sido ridicularizado ou desrespeitado por isso. Uma cliente indiana me contou que, depois que seus pais se separaram, sua mãe se casou com um homem branco. Ele fazia comentários sobre a quantidade de pelos que ela tinha nos braços e no rosto. Ele a ridicularizava e dizia que era melhor ela se depilar, porque do contrário as pessoas na escola poderiam confundi-la com um animal – um comentário deplorável e humilhante.

Existem mais duas formas de abuso que quero que você conheça: negligência e exploração. A negligência envolve a falta de comida apropriada, roupa, abrigo, cuidados médicos e supervisão. Pode ser ativa, com intenção, ou passiva, sem intenção. Seus pais podem ter deixado de atender às suas necessidades médicas, higiênicas ou nutricionais. Podem ter deixado você sozinho em casa sem nenhum cuidado ou supervisão adequados. Ou ignorado você quando se dirigiu a eles com necessidades emocionais e físicas, o que lhe causou sofrimento e dor.

A exploração infantil é o ato de usar uma criança para lucrar, trabalhar, se prostituir ou obter outras vantagens pessoais e financeiras. A criança geralmente recebe algo em troca, como presentes, dinheiro, drogas, afeto ou status. Isso acontece, por exemplo, quando alguém da sua família prostitui ou trafica você para obter ganhos pessoais, ou quando uma figura de autoridade usa você para guardar, vender ou transportar drogas.

Certo. Vamos respirar fundo agora. Isso foi pesado. Caso você tenha vivenciado qualquer um desses acontecimentos, caso já saiba disso há muito tempo ou só tenha se dado conta agora, recomendo que procure um terapeuta habilitado para ajudá-lo a processar o abuso. Existem lugares seguros para você realizar esse trabalho tão importante.

## IMPRUDÊNCIA

Para algumas pessoas, a ferida de segurança se desenvolve quando os pais sabem ou deveriam saber que sua conduta e suas decisões causarão danos, mas mesmo assim conscientemente negligenciam o enorme e injustificável risco. A imprudência pode acontecer quando os pais dirigem drogados ou vão atrás de drogas com seus filhos no carro. Quando colocam seus filhos em perigo por causa do próprio vício, ao deixar o forno aceso porque desmaiaram ou ao largar agulhas ou drogas espalhadas pela casa. A imprudência faz com que as crianças se sintam inseguras, expostas e vulneráveis ao perigo.

Amir buscou terapia porque seus gastos estavam fora de controle. Ele me contou que comprava sem parar roupas e sapatos de marca, gastava muito dinheiro com viagens e hotéis, e permitia qualquer experiência luxuosa a si mesmo e aos amigos. Ele havia ganhado muito dinheiro, mas gastou cada centavo. Estava envergonhado por ter 49 anos e nenhuma poupança.

– Isso mesmo, nenhum centavo. Não economizo nada. Tudo que entra eu gasto. Mantenho certa imagem porque fico gastando o tempo todo. Acho que as pessoas pensam que sou rico, mas não é verdade. Não acumulei nenhuma riqueza. Ganhei rios de dinheiro e *gastei* rios de dinheiro como se isso fosse minha profissão. Sou tão patético...

Amir estava cansado de si mesmo. Vinha se comportando dessa forma havia muito tempo. Tinha um trabalho estável de quase duas décadas, mas não era sensato com suas finanças. Não tinha nenhum patrimônio e estava começando a acumular dívidas.

– Preciso da sua ajuda. Por que estou fazendo isso? – perguntou ele.

Esse não era o caso de alguém apenas sobrevivendo de salário em salário. Amir era uma pessoa privilegiada em termos financeiros que estava rumando para um futuro assustador e desnecessariamente tenso. Ele sabia que estava subestimando os muitos riscos de gastar tudo que ganhava. Esse era um comportamento imprudente. Eu fiquei imaginando se haveria uma ferida de segurança no centro daquelas ações duvidosas.

Ao mergulharmos na sua infância, Amir compartilhou comigo que seu pai ficava nervoso com muita facilidade. Quando pedi mais detalhes, ele respondeu que isso sempre acontecia quando o pai saía com ele de carro.

– Todo mundo achava meu pai um sujeito supergentil, mas, quando ficávamos só eu e ele no carro, ele se enfurecia e metia o pé no acelerador. Estou falando de 130, 140 quilômetros por hora numa rua onde não poderia ultrapassar 60. E então ele freava com força e fazia tudo de novo. Eu implorava que ele parasse. Chorava e dizia que estava assustado. Mas ele não se importava. Na verdade, queria me deixar com medo. Queria que eu temesse pela minha vida. Ele gostava de se sentir no controle e nunca entendi o porquê. Ele me pegava na escola todos os dias porque minha mãe não dirigia, e fazia aquilo quando estava nervoso. Nem precisava estar bravo comigo. Podia estar bravo com minha mãe, com o vizinho ou com o irmão dele. Não importa.

Amir estava ofegante depois de compartilhar isso comigo. Era perturbador lembrar, mas ele ainda tinha mais a dizer.

– Por que a minha vida não importava para ele? – perguntou em descrença. – Por que não importava para ele se acabaria nos matando ou me machucando?

Na imprudência do seu pai com ele, Amir estava identificando uma ferida de segurança. Com você, isso pode ter acontecido quando seus pais deixavam uma arma carregada ou drogas ao seu alcance. Conforme continuávamos nosso trabalho juntos, Amir começou a ver como estava descontando na própria vida a imprudência do seu pai. Só que de um jeito um pouco diferente. Amir tinha passado a acreditar que sua vida não importava para seu pai nem para sua mãe, que não fazia nada para evitar tudo aquilo. *Se minha vida não importa para eles, por que importaria para mim?*

Amir começou a viver de maneira imprudente. Ele adorava assumir riscos físicos na juventude – ao praticar esportes radicais, farrear muito –, mas normalizou isso se autodenominando "viciado em adrenalina". Com o tempo, descobriu um novo caminho para viver no limite: irresponsabilidade financeira. Mas permaneceu intacta ao longo dos anos a mensagem que ele continuava enviando a si mesmo: *A sua segurança não é importante*. Amir não sabia como cuidar de si mesmo. Não sabia como dizer a si mesmo que sua vida, seu bem-estar e a segurança presente e futura eram prioridades.

Não é fácil recuperar a segurança quando seu passado lhe diz que ela não é uma prioridade. E pode ser especialmente difícil fazer ajustes quando a ferida de segurança se origina dos seus pais.

Consegue relembrar sua infância e ver se alguém no seu sistema familiar alguma vez foi imprudente com você? Vamos explorar isso juntos.

- A pessoa que foi imprudente com minha vida foi _____.
- O que me lembro dessa experiência é que _____.
- Isso me afeta até hoje porque _____.

## DISSOCIAÇÃO

A dissociação é um processo mental de desconexão do corpo e dos pensamentos.[26] Costuma ser descrita como uma experiência na qual as pessoas se separam totalmente de si mesmas, como se a mente fosse transportada para outro lugar ainda que o corpo permaneça ali. E, embora haja experiências dissociativas que servem como mecanismo de adaptação,[27] há outras que são capazes de desconectar você de si mesmo. O Dr. Bessel van der Kolk, expert em trauma e autor do livro *O corpo guarda as marcas*, explica a dissociação como um processo de "saber e não saber ao mesmo tempo".[28] A dissociação pode acontecer em resposta a um trauma não processado e, se já viu alguém se dissociando, você sabe quão assustadora a experiência pode ser – especialmente para crianças que não entendem muito bem o que está acontecendo.

Uma criança pode ficar preocupada ao ver seus pais aparentemente fora de controle. Pode ficar assustada quando um pai ou uma mãe não consegue lembrar detalhes importantes. Ou pode se sentir fisicamente insegura quando seu responsável se dissocia numa conversa ou enquanto dirige ou cozinha.

Meu cliente Tony compartilhou que era difícil para ele se envolver com as pessoas. Ele tinha se mantido solteiro durante toda a vida adulta e evitava ir a encontros. Seus amigos lhe recomendaram que fizesse terapia para tentar descobrir o porquê disso. Passamos algum tempo examinando sua família de origem e sua infância. Após algumas sessões, Tony me contou que seu pai havia se tornado fisicamente abusivo com sua mãe. O abuso começara quando Tony tinha mais ou menos 9 anos e acontecia com frequência. Embora Tony nunca tivesse presenciado os abusos, ele viu de perto a mãe fechar-se completamente em si mesma.

– Ela estava lá, mas era como se não estivesse. Parecia desligada, distante, e não havia como trazê-la de volta. Ela era a melhor mãe do mundo antes de tudo isso acontecer.

Foi assustador para Tony presenciar o declínio progressivo da mãe. Ele nunca mais se sentiu seguro naquela casa e permaneceu preocupado, com medo de que um dia seu pai também se virasse contra ele.

Tony implorava que ele parasse, mas foi apenas quando ficou grande e forte o bastante para enfrentá-lo de igual para igual que pôde dar fim àquela situação.

– Eu dei um soco no meu pai e ele nunca mais tocou na minha mãe.

Tony ficou feliz com o fato de o abuso haver parado, mas aquilo não trouxe sua mãe de volta. Ela permaneceu fechada em si mesma. Foi uma perda devastadora. Tony precisava dela e estava furioso porque seu pai, além de ter roubado a antiga personalidade de sua mãe, também roubara do filho único a mãe que cuidava dele com tanto amor.

Tony temia que o amor e a conexão fossem inevitavelmente perdidos em qualquer relacionamento. Os relacionamentos para ele eram um lugar onde a pessoa se sentia insegura, onde as pessoas se desprendiam e desapareciam psicologicamente. Em vez de se arriscar a sofrer aquela terrível dor de novo, ele escolheu se desconectar por completo do namoro e do amor. Tony tinha medo de perder as pessoas. Tinha medo de ser amado e ter aquilo arrancado de si. Era muita coisa para processar, então ele se escondeu do amor. Esse foi um ponto de partida poderoso para nós dois. Depois que conversamos sobre isso, Tony começou seu trabalho para curar a ferida e recuperar a segurança, abrindo espaço para o amor entrar em sua vida.

Consegue relembrar sua infância e ver se alguém no seu círculo familiar alguma vez se dissociou? E como essa experiência afetou sua noção de segurança?

- A pessoa que ficou dissociada foi _____.
- O que me lembro dessa experiência é que _____.
- O que mais me assustou nisso tudo foi _____.
- Isso me afeta ainda hoje porque _____.

## SITUAÇÕES ASSUSTADORAS

Muitas feridas de segurança vêm de situações de abuso. Pais, padrastos, responsáveis, adultos ou irmãos mais velhos podem ser imprudentes, dominadores, negligentes e abusivos de maneiras óbvias ou sutis. No entanto, eu estaria prestando um desserviço se não reconhecesse que uma ferida de segurança pode vir à tona numa família mesmo quando não há poder, controle, imprudência, negligência ou exploração acontecendo.

Às vezes a falta de segurança se manifesta mesmo quando os pais estão fazendo o melhor que podem, como quando vivem numa pobreza da qual o filho está ciente. Ou quando as necessidades básicas de uma criança estão sendo atendidas, mas mesmo assim ela vive preocupada com o bem-estar dos pais. Ou quando os pais se divorciam e fazem o melhor possível para compartilhar a guarda, mas mesmo assim o filho tem medo de contar à mãe que se divertiu com o pai no fim de semana ou vice-versa. Ou quando o inimaginável acontece, como a perda do pai ou da mãe, o que deixa a criança com medo de uma tragédia ainda maior (como perder o responsável que lhe resta).

Em nenhum desses cenários há poder ou controle acontecendo. Os pais não estão ganhando nada com a angústia de seus filhos. Podem até estar fazendo tudo certo, e *ainda assim* uma ferida de segurança pode ser criada.

A ferida de segurança de Aaliyah se originou certa noite quando era criança. Seus pais tinham saído para jantar, deixando-a aos cuidados de sua avó, que acabou sofrendo um forte derrame. Aaliyah contou que, embora tivesse apenas 9 anos, segurou a cabeça da avó tentando estabilizá-la, ligou para a emergência e ajudou os paramédicos quando eles chegaram. A sua avó se recuperou, mas aquela situação foi tão assustadora e traumática que Aaliyah nunca mais quis ficar sozinha em casa.

Na vida adulta, Aaliyah foi bem-sucedida na sua missão de não ficar sozinha. Estava sempre com alguém. Emendava um relacionamento em outro. Ela não se orgulhava desse comportamento, mas, quando terminava uma relação, logo começava outra (o seu "plano de backup") e iam morar juntos. Apesar desse histórico amoroso, ela disse que na verdade nunca se importava imensamente com ninguém e admitiu que seu comportamento era uma fonte de profunda vergonha para ela. A questão era: por quê?

Conforme fomos explorando seu passado, Aaliyah começou a ver que a ferida de segurança tinha sido originada pela situação assustadora envolvendo sua avó, e isso a levou a procurar pessoas que pudessem morar (não necessariamente se conectar) com ela. Esse anseio a empurrou para relacionamentos nos quais o que *ela* queria num parceiro não importava. O foco era "selar o acordo" e imediatamente morarem juntos. Ela nunca tinha parado para pensar no que era importante para si mesma num relacionamento amoroso e, com isso, permaneceu em relações ruins só para não ter que viver sozinha.

Eu me lembro de como ela ficou surpresa assim que resolvemos o enigma da ferida de segurança. Teve um momento de revelação e tudo mudou para ela. Esse padrão não consistia em tomar decisões imprudentes; o comportamento dela na verdade era uma tentativa de criar segurança para si mesma. Caso tivesse um namorado para servir de estepe, não estaria sozinha para lidar com situações assustadoras como aquela que acontecera com a avó. Sua autocrítica se transformou em autocompaixão… com uma grande dose de independência.

Você sentiu alguma insegurança na infância mesmo quando a dinâmica não envolvia controle ou poder? O que o levou a se sentir inseguro, embora não fosse culpa de ninguém?

- Uma coisa que me assustou na minha infância, mas que não era culpa de ninguém, foi _____.
- Isso me afetou ao longo da vida porque _____.
- Até hoje isso me atrapalha, pois _____.

## Como lidamos com a ferida de segurança

Viver num ambiente doméstico onde faltava segurança deixou um vazio em você. Mudou quem você é. Mas as estratégias que você usou para lidar com isso enquanto crescia não precisam ser as mesmas hoje.

Claro, vivemos num mundo assustador e nem todos que você conhece são confiáveis. No entanto, parte do seu trabalho é ser capaz de identificar quem é uma ameaça e quem não é. É como um músculo que você precisa fortalecer. Sei que existem pessoas aí fora que causam dor, mas também há pessoas que querem ser o seu refúgio e seu porto seguro. Sei que confiar pode ser difícil, mas vamos tentar dar um pequeno passo nessa direção.

## MEDO CONSTANTE

Muitas crianças vivem com medo. Algumas temem por sua segurança física, enquanto outras temem desapontar seus pais. Elas têm medo de dividir suas emoções com os responsáveis e ser repreendidas por isso, ou de ser ridicularizadas e humilhadas ao tentarem estabelecer limites. Em ambientes familiares inseguros, o medo constante pode significar que você teme o modo como uma pessoa vai reagir ou responder. Teme que ela julgue, envergonhe, menospreze ou domine você.

Esse assunto pode lhe despertar muitas memórias. Talvez você esteja se dando conta de que viveu com medo enquanto crescia. Porém, quando conheci Miyako e Jin, nenhum dos dois jamais tinha sequer imaginado ter feridas de origem.

Miyako e Jin estavam na casa dos 30. Moravam juntos havia quatro anos e Miyako não via a hora de se casar. Jin se esquivava do que lhe parecia um ultimato de Miyako, e eu tive a sensação de que as exigências dela só faziam afastá-lo. Só que Miyako não via aquilo como um ultimato, mas como um limite que precisava ser estabelecido. Os dois queriam filhos, amavam-se e tinham muita afinidade, mas se ele não se comprometesse, ela achava que precisaria seguir em frente com sua vida.

Logo fiquei sabendo que Miyako vinha apresentando o seu ultimato, ou limite, havia vários meses. Cinco novos prazos somente naquele ano: até o Dia dos Namorados; até o aniversário dela; até o aniversário dele; até uma viagem para Paris, onde ela sonhava ser pedida em casamento na frente da Torre Eiffel; e até o Dia de Ação de Graças. Todas aquelas datas tinham passado sem que Jin falasse em casamento. Miyako ficou arrasada em todas elas. Arrumava suas coisas e ia passar uns dias na casa de uma amiga. Começava a procurar apartamento e falava com Jin sobre separação, mas no fim sempre voltava e queria tentar de novo. Agora prometera a si mesma que seria a última vez.

Descobri também que Miyako tinha perdido o emprego aproximadamente um ano antes. Ela me contou como aquilo tinha sido difícil para ela. Era o emprego dos seus sonhos e ela fora demitida porque não estava atendendo às expectativas da empresa. Foi um golpe duro para Miyako. Ela ficou tão envergonhada que escondeu a demissão de todo mundo, menos de Jin. Em vez de procurar um novo trabalho permaneceu desempregada durante um ano inteiro, fingindo que ainda estava no emprego antigo. Mas a verdade é que ela estava em crise. Chorava toda noite com Jin, quando ele voltava do trabalho, e buscava nele apoio emocional. Precisava de validação e encorajamento quase todas as noites.

– Como isso afetou você, Jin? – perguntei.

– Eu fico feliz por poder ajudá-la. Todo mundo passa por momentos difíceis, só que isso aconteceu já faz tempo. Até quando ela vai ficar sem trabalhar? Até quando vai continuar fingindo? Sem falar que isso me coloca na situação delicada de ter que sustentar a mentira dela.

– É por isso que você não quer casar comigo? – retrucou Miyako na mesma hora. – É por isso que está evitando o compromisso?

Jin não tinha a resposta certa naquele momento, mas sabia que ainda não estava seguro sobre o assunto. Ele estava estressado com a situação do trabalho dela e depois admitiu que chegava mais tarde em casa de propósito.

– É muito difícil chegar em casa toda noite e ouvir as mesmas coisas. Você está sofrendo, eu sei, mas também não procura ajuda nem faz nada a respeito. Você só quer que eu ajude, e estou cansado. É exaustivo para mim, e ando pensando muito sobre isso.

Ficou claro para mim que Jin estava incomodado no papel de suporte emocional. Quando lhe perguntei sobre seus pais, sobre o relacionamento deles, Jin respondeu cautelosamente que eles se respeitavam. Não se amavam. Simplesmente viviam juntos, sem pedir muito um do outro, mas sabiam tomar conta de Jin e de sua irmã. Então pedi que ele me falasse sobre sua mãe.

– Ela era uma mulher quieta, mas muito trabalhadora, e passou para mim a sua ética de trabalho.

– Conte a ela sobre aquele lance do suicídio, Jin – interveio Miyako cuidadosamente.

Fiquei em silêncio junto deles enquanto Jin decidia se estava pronto para compartilhar algo tão pessoal comigo.

Jin olhou para mim. Ele precisava encontrar alguma segurança no meu rosto. Eu sorri e assenti, sugerindo que estava preparada para qualquer coisa que ele quisesse compartilhar.

– Eu tinha 13 anos quando minha mãe ameaçou cometer suicídio pela primeira vez. Ela não estava bem. Estava muito infeliz com a vida e o relacionamento que tinha com meu pai. Mas, quando entrei na adolescência, ela começou a dividir comigo umas coisas que não eram apropriadas. Acho que ela pensava que eu saberia lidar com qualquer assunto por não ser mais criança. – Ele parou um pouco para se recompor. – E, sim, ela ameaçava se suicidar o tempo todo. Quase toda semana. E não era de mentirinha. Ela compartilhava isso comigo quando estava chateada e ficava se despedindo de mim. E então eu tinha que gritar, chorar e implorar. Tinha que ficar com ela para ter certeza de que não tentaria nada. E ela nunca tentou, nem sequer uma vez, mas ameaçou durante anos.

Pude ver Miyako apertando forte a mão de Jin. Ele baixou a cabeça e começou a chorar.

– Deve ter sido muito assustador para você, Jin. Assustador demais. Temer o tempo todo pela vida da sua mãe e também sentir o peso de ter que salvá-la a cada vez.

Ele concordou.

O lar não era um ambiente seguro para Jin. Era um ambiente que pedia que ele assumisse o papel inapropriado de cuidador emocional da sua mãe. Ele tinha que estar constantemente em alerta, disponível sempre que ela precisasse dele. Se você já viu uma pessoa querida em profundo sofrimento, sabe como é terrível testemunhar isso. Jin amava muito a mãe e queria que ela ficasse bem, mas aquela era uma responsabilidade que ele nunca havia imaginado para si. Jin vivia com medo constante quando criança. Ninguém mais sabia a respeito do que estava acontecendo e ele estava assustado e envergonhado demais para falar sobre isso com alguém.

Ficamos algum tempo em silêncio no meu consultório, reconhecendo os sentimentos intensos de Jin e refletindo sobre o que ele precisaria fazer depois que deixasse a sessão. Jin havia revelado uma ferida de segurança. Ele estava começando a perceber quão inseguro vivera na própria casa. Não podia esperar que o pai assumisse alguma responsabilidade, e sabia que a mãe não buscaria sozinha a ajuda de que precisava para se manter segura. As ameaças constantes criaram em Jin um medo profundo de que a mãe fosse se machucar e de que ele se sentisse culpado por não conseguir evitar isso. Jin vivenciara um tipo de abuso que ele nunca tinha identificado totalmente, e aquela era a peça que faltava para compreender sua relutância em pedir Miyako em casamento.

Embora Miyako e a mãe de Jin fossem pessoas diferentes, elas tinham algumas características em comum. Jin tinha medo de virar um mero apoio emocional na vida de Miyako, como tinha sido para sua mãe. E achava que Miyako talvez não fosse capaz de buscar sozinha a ajuda de que precisava para superar sua dificuldade, uma experiência que ele conhecia muito bem.

Quando seu ambiente doméstico exige que você seja sentinela de si mesmo ou dos outros, é praticamente impossível se sentir seguro. Você terá dificuldade para se permitir ter sossego, paz, diversão ou prazer. Estará sempre no modo alerta ou no modo proteção, e em nenhum dos casos vai conseguir descansar, relaxar ou se sentir livre. Em vez disso estará em constante vigilância, esperando a próxima ameaça aparecer no seu caminho. Talvez o sinal de alerta fosse uma lata de cerveja aberta, ou quando sua mãe saía para trabalhar à noite e deixava você sozinho com seu padrasto abusador. Talvez o sinal de alerta fosse o grito que você ouvia vindo lá de baixo ou a expressão de raiva no rosto do seu pai. Qual era o gatilho que transformava sua casa num lugar inseguro?

O lar deve ser um lugar de descanso. Um lugar onde você possa tirar a armadura, reorganizar os pensamentos e se revigorar. Só que infelizmente, para a maioria das crianças e dos adultos com feridas de segurança, o lar é o lugar onde elas mais sentiram medo e solidão.

### DISTANCIAMENTO

Ameaças, acessos de raiva, acusações, comentários cruéis e situações tensas são coisas que se espera que as crianças relevem e superem, mas tudo isso pode ser incrivelmente ameaçador e desconfortável, tornando nossa casa um ambiente inseguro.

Talvez você tivesse um pai ou uma mãe que sempre comentava sobre suas roupas e sua aparência, levando você a se sentir tão desconfortável que começou a usar calças largas e roupas que cobriam todo o corpo. Talvez seus pais brigassem constantemente, e a gritaria e o barulho nunca deixassem você se sentir seguro em casa. Ou talvez tenha sido a incessante sensação de pânico do seu responsável que deixou você sempre alerta, achando que algo terrível estava prestes a acontecer.

Essas experiências podem roubar de você o espaço para ser quem você é, o espaço para sentir, se expressar e se emocionar. Muitas vezes a reação a isso é se fechar em vez de se abrir para a dor que você está sentindo.[29]

Lembro quando Ally e eu começamos sua terapia. Ela se sentou no sofá e disse:

– Chegou a hora.

– Chegou a hora de quê? – perguntei.

– Preciso descobrir como dizer às pessoas o que estou sentindo. É difícil demais para mim e, se eu não descobrir como fazer isso, nunca vou conseguir manter um relacionamento.

Ally era uma jovem profissional de 25 anos vivendo em Nova York. Sua namorada havia terminado com ela, mas aquilo não a surpreendera nem um pouco. Ally me confessou que nunca tinha terminado com ninguém em sua vida.

– As pessoas sempre me deixam. E sempre me abandonam porque dizem que eu não "me entrego" o bastante.

Pude perceber que Ally estava incomodada com aquilo. Ela concordava com as críticas das ex-namoradas, mas não gostava de ouvi-las.

– Por que esse tipo de feedback incomoda tanto você? – perguntei.

– Acho que é porque significa que tenho que me entregar mais, certo? Se as pessoas me deixam porque não consigo me abrir com elas, então acho que preciso começar a fazer isso.

– É verdade – concordei. – Mas acho que, em vez de forçarmos você a se entregar mais, poderíamos primeiro examinar por que isso é tão difícil.

A relutância de Ally era o nosso letreiro em neon. Era o sinal de que uma ferida estava por perto, e precisávamos averiguar isso juntas.

– Qual é a primeira coisa que você pensa quando ouve que precisa *se entregar*? – perguntei.

– Que preciso compartilhar meus sentimentos? – respondeu ela, hesitante.

– Ótimo. Poderia me contar como era compartilhar seus sentimentos em família quando você era mais nova?

Ally estava me revelando que se abrir num relacionamento não parecia seguro. Ela lutava contra isso e, embora tivesse recebido o mesmo feedback de várias namoradas no passado, parte de si ainda não queria compartilhar. Tornar-se distante e não compartilhar seus sentimentos a mantinham a salvo de alguma coisa, mesmo que isso criasse outro tipo de insegurança: o possível fim de um relacionamento. Ela não sabia de que estava se protegendo, mas era algo que se mostrava mais importante do que seus namoros. O seu modo proteção estava em força máxima, e eu sabia que havia um bom motivo para isso.

Ally acabou me contando uma história devastadora:

– Lembro que tudo começou quando eu tinha uns 12 ou 13 anos. Eu e meus pais costumávamos nos sentar juntos para o jantar e meu pai me perguntava como tinha sido o dia na escola, como eu estava ou qualquer outra coisa que estivesse acontecendo na minha vida, e um dia, quando comecei a responder às perguntas dele, minha mãe teve uma espécie de surto mental. Ela gritou comigo e disse: "Para de flertar com o meu marido!" E então se levantou e saiu, furiosa. Meu pai e eu nos entreolhamos sem entender nada. Foi surreal. Sei que depois meu pai conversou com ela sobre isso, mas nunca recebi um pedido de desculpas e aquilo continuou acontecendo por semanas. Todas as noites minha mãe resmungava e me criticava durante o jantar. Se meu pai me fizesse uma pergunta ou mostrasse qualquer interesse na minha vida, ela me fazia essas acusações horríveis. Dizia que eu estava flertando e que era um absurdo eu estar a fim dele.

Era uma história extremamente dolorosa de ouvir, daquelas bem perturbadoras. Tecnicamente, a mãe de Ally estava vivenciando um episódio psicótico, confundindo o que era real com o que não era. E, embora Ally e seu pai soubessem que havia algo de errado com sua mãe, os desafios de saúde mental ainda não tinham sido abordados em toda a sua complexidade.

Perguntei a Ally se ela sabia de algo sobre o passado ou a história da sua mãe. Ela contou que a mãe tinha sido vítima de abuso sexual na adolescência e que nunca tinha processado esse trauma.

– Eu sei que minha mãe nunca trabalhou isso numa terapia. Ela apenas se fechou e jamais discutia esse assunto. Era uma coisa horrível. Não consigo imaginar o que ela sofreu, mas sua dor e seu trauma estavam sendo descontados em mim, e isso não era certo.

Como a mãe de Ally havia sido abusada quando tinha 13 anos, parece que ficou em alerta máximo quando Ally chegou à mesma idade. Suas acusações pareciam ser a maneira de procurar qualquer desvio de conduta sexual. Nunca tivemos a mãe de Ally conosco na terapia, mas questionávamos se ela não estava projetando a própria culpa em Ally. Será que ela se sentia responsável pelo abuso sofrido? Será que estava culpando Ally injustamente por conta do seu trauma não processado? Eram perguntas que Ally levava em consideração.

Deu para ver como a dor pode ser passada de geração a geração e como uma pessoa com a saúde mental deteriorada pode devastar uma família. Mesmo que não houvesse nenhum abuso sexual acontecendo na vida de Ally, o abuso sexual que a mãe sofrera no passado estava dominando aquele lar, deixando Ally insegura. A raiva da mãe, o seu trauma não resolvido e as acusações injustificáveis estavam sempre presentes. Por fim, Ally parou de jantar com os pais mesmo depois que as acusações já tinham cessado.

– Eu inventava qualquer desculpa para não me sentar com eles na hora do jantar. Tentava ficar fora de casa sempre que possível. Eu podia sentir minha mãe me encarando e me direcionando sua raiva o tempo todo. E meu pai não fazia nada a respeito. Apenas me dizia para eu não me preocupar com aquilo. Então aprendi a ser distante. Não entendia por que minha mãe me odiava tanto naquela época. Somente mais tarde descobri detalhes sobre o passado dela e alguma coisa começou a fazer sentido para mim. – Ally balançou a cabeça. – É por isso que você acha que não consigo me entregar?

Para mim foi difícil ouvir essa história e imaginar uma menina tendo que se esquivar dessas feridas emocionais. Mas não deixei de sorrir quando Ally encontrou sua ferida de origem.

– Ally, acho que você está resolvendo o enigma por conta própria.

Ally tinha ficado sem espaço para ser ela mesma, compartilhar detalhes sobre o seu dia ou ter uma conversa normal com os próprios pais. Por causa dos ataques diários da mãe, ela rapidamente aprendera que se abrir e compartilhar não era algo seguro. Segurança, para Ally, era se fechar em si mesma, se esquivar, se manter ocupada e se distanciar o máximo possível dos pais. Ela se tornou hipervigilante. Nunca olhava para o pai, nunca se sentava ao lado dele quando saíam e nunca lhe fazia perguntas quando sua mãe estava por perto. Ally havia decifrado o código. Encontrara um jeito de se proteger, mas isso exigia que ela se calasse, se fechasse e não compartilhasse nada.

Claro que a história de Ally, como a de todos os meus clientes, é única e pessoal. Talvez você não tenha sido criado por um adulto com o tipo de trauma que a mãe de Ally teve no passado, ou por pais que descontavam em você suas feridas da mesma forma. Mas talvez tenha tido um pai ou uma mãe que não reagia bem quando você ficava triste ou chorava. Ou pais que se irritavam se você não fosse a "criança perfeita" que eles esperavam. Talvez seus pais tenham pressionado você a concordar com suas crenças ou só lhe tenham dado atenção quando você se vestia ou arrumava o cabelo de certa maneira. Talvez você tenha ouvido repetidas vezes que deveria se parecer mais com seus irmãos.

Não é nenhuma surpresa que crianças se fechem ou aprendam que não é seguro se abrir totalmente. Não é nenhuma surpresa que se tornem adultos que não conseguem se abrir ou que se abrem demais com as pessoas erradas.

Caso seja difícil para você se abrir e dividir seus sentimentos com os outros, pode ser que uma ferida de segurança esteja em ação. Reserve um momento para se sintonizar com a história de sua vida. O que você acredita que acontecerá se compartilhar seus pensamentos, emoções e sentimentos? Você se sente confortável em compartilhar apenas certas coisas? Tem dificuldade para discordar ou expressar uma opinião diferente? Quando olha para trás, consegue se lembrar de algo ou alguém na sua família de origem que tenha dificultado sua liberdade de expressão?

Ally viu como sua ferida de segurança a impedia de se abrir com as pessoas que amava. Essa ferida do passado estava roubando a conexão, a presença, o comprometimento e a alegria que ela tanto desejava em seus relacionamentos. Talvez isso também esteja acontecendo com você. Enquanto se mantém protegido e em segurança, será que você também está se distanciando das pessoas que poderiam apoiá-lo e amá-lo, pessoas que poderiam, de um modo seguro, ouvir sobre sua vida e seu mundo interior?

## Como curamos a ferida de segurança

Quando você é criança e não pode confiar nos outros para garantir sua segurança, acaba se adaptando de qualquer jeito para sobreviver. Não é de admirar que crianças com uma ferida de segurança muitas vezes cresçam e se tornem adultos que não conseguem confiar nos outros nem em si mesmos, ou que se esforçam incansavelmente para criar algum tipo de segurança que acaba atrapalhando o tipo de parceria, conexão, proximidade e intimidade que tanto desejam.

Amir, Tony, Aaliyah, Miyako, Jin e Ally estavam todos fazendo o melhor que podiam, mas a maneira como estavam buscando segurança vinha gerando desconexão em suas vidas. Quando você protege a ferida a todo custo, ela não sara. A proteção que você ganha costuma vir às custas de outros objetivos importantes em sua vida.

Curar a ferida de segurança é complicado. Como você tem visto até aqui, parte da cura requer estar disposto a compartilhar sua história, algo que todos citados neste livro fizeram. Mas, quando uma pessoa compartilha sua história com outra, é preciso que haja confiança mútua. É por isso que a terapia pode ser um espaço tão bonito para se começar. O relacionamento entre cliente e terapeuta é sagrado. E é por isso que tantas pessoas que passaram por situações terríveis em suas vidas escolhem começar aqui, para praticar sua capacidade de se abrir, de compartilhar e de ser validadas e honradas por outro ser humano.

É nessa experiência que talvez você comece a *sentir* o que é realmente estar seguro. Como diz a Dra. Alexandra Solomon: "Confiança e trauma, infelizmente, andam de mãos dadas."[30] E isso significa que, para começar a curar o trauma, você precisa estabelecer confiança, exatamente o que foi abalado quando sua segurança esteve em risco. E isso exige coragem.

Amir, Tony, Aaliyah, Miyako, Jin e Ally tinham algo em comum. Todos desenvolveram um relacionamento comigo que era seguro o suficiente para que começassem a revelar suas histórias. Miyako e Jin também tinham um ao outro. A parceria pode ser uma incrível força de cura e pode ser encontrada num relacionamento amoroso, na terapia, numa amizade e em muitas outras relações. Pode ser difícil fazer esse trabalho sozinho, e é por isso que encorajo um processo de cura interpessoal.

Caso queira trabalhar sozinho, sugiro que você tente praticar o mindfulness. Incluí um exercício adiante. Quando se trata de criar segurança para si mesmo, muito do esforço requer que você *mostre* ao seu corpo o que é segurança em vez de *pensar* sobre o que é segurança ou *dizer* a si mesmo o que é segurança. *Autorregulação emocional*, um termo cunhado pela psicóloga Catherine Cook-Cottone, é a experiência de controlar suas emoções por meio da prática do mindfulness em vez de apenas processá-las racionalmente.[31] Essa prática ajuda você a *sentir* quando está seguro e quando não está.

Gostaria de mencionar que se você tem um trauma, a prática do mindfulness pode ser particularmente desconfortável e desafiadora. Saiba que isso não é incomum. Não se force a nada; ouça o seu corpo. Também é especialmente importante que, ao abordar traumas originados de uma ferida de segurança, você respeite seu tempo e estabeleça a confiança necessária junto a profissionais capacitados. Gosto muito de como o Dr. Gabor Maté descreve o trauma. Ele afirma que "trauma não é o que acontece *com* você, é o que acontece *em* você como resultado disso".[32]

✱

Conectar-se consigo mesmo e com os outros por si só já é algo que cura. Que experiência profunda começar a escrever uma nova história de segurança! Que experiência profunda ser capaz de encontrar segurança dentro de si e dos relacionamentos que você escolheu! Esse é um objetivo pelo qual vale a pena lutar. É um belo trabalho ao qual você sempre vai voltar, uma vez após outra.

## Prática de Cura da Origem

A Prática de Cura da Origem que você aprendeu nos últimos capítulos também se aplica aqui: nomear, testemunhar, ficar de luto e mudar o percurso para novos comportamentos. Como existe grande chance de seu trauma estar bem perto de você, vou pedir que se cuide muito bem neste exercício. Você pode pulá-lo ou esperar até que possa fazê-lo ao lado de um terapeuta especializado em traumas para que tenha o apoio e os cuidados necessários.

Caso queira prosseguir, aqui está uma meditação guiada feita especialmente para ajudá-lo a sentir segurança no seu corpo.

### EXERCÍCIO DE CURA DA ORIGEM: MEDITAÇÃO GUIADA

Este exercício foi feito para você *sentir* o que é a segurança no seu corpo em vez de *pensar* sobre o que é essa segurança.

Encontre um lugar confortável, silencioso e, de preferência, privado na sua casa. Sente-se relaxadamente. Sugiro que você feche os olhos, mas pode mantê-los abertos se lhe parecer mais seguro. Mantenha a postura ereta. Sinta a coluna sustentando seu corpo, que está relaxado, aberto e flexível. Sinta a firmeza nas costas e a suavidade na frente do corpo.

Agora se concentre na respiração. Perceba o ar entrando e saindo do seu corpo. Não precisa respirar mais forte. Apenas se permita observar o movimento contínuo da respiração. Enquanto faz isso, volte sua atenção para as sobrancelhas e as pálpebras. Deixe-as relaxadas. Sinta a serenidade e a delicadeza no seu rosto, os músculos flexíveis e tranquilos. Sinta sua inspiração serena e delicada. Observe a segurança por trás dessa serenidade.

Agora traga sua consciência mais profundamente para dentro do corpo. Deixe-a entrar no seu peito. Conecte-se com a parte superior do seu coração. Observe o espaço e o conforto que residem aí. Sinta a força e a segurança no topo do seu coração; deixe que seja o porto seguro em seu peito. Enquanto faz isso, deixe que essa segurança se expanda, conquistando mais lugar no seu peito, criando uma sensação profunda de sossego, amparo e tranquilidade corajosa.

Ainda consciente de sua respiração, permita que sua consciência entre ainda mais profundamente no seu corpo, no seu abdome, repousando no diafragma, entre a barriga e as costelas. Permaneça sentindo a respiração e o poder no âmago do seu corpo, no centro do seu ser. Inspire fundo para que esse poder se expanda ainda mais no seu tórax. Deixe-se conectar com o centro do seu corpo, inspirando a segurança que vem atrelada à sua força interior. Permaneça em conexão com esse poder e encontre nele serenidade e segurança. Respire. Fique assim por um momento.

Agora deixe sua consciência e sua respiração penetrarem mais fundo no seu corpo, descansando no assoalho pélvico. Sinta a força fundamental e a segurança inerente de estar bem enraizado dentro de si. Perceba essa amplidão e se permita respirar mais devagar, deixando o ar penetrar mais fundo e sair naturalmente. Por um momento, visualize a base do seu corpo conectando-se ao chão, movendo-se em ligação com a terra. Respire sentindo a segurança inundar você. Sinta a firmeza da sua base, o poder do seu centro e a amplitude do seu coração preencherem seu corpo com força e suavidade. Enquanto respira, deixe a segurança se mover e se expandir pelo seu corpo. Deixe-a entrar nos espaços que normalmente parecem inseguros, tensos, difíceis ou onde você esconde o medo. Permita que a segurança que você está sentindo no centro do seu eu se expanda por todo o corpo, ocupando mais espaço, enquanto a respiração se move para seus braços, pulsos e mãos. Deixe a segurança se mover para as coxas, os joelhos, panturrilhas e pés, descendo até os dedos e depois subindo até o topo da cabeça. Deixe a sensação profunda e indiscutível de segurança emanar por todo o seu corpo. Onde ela se fizer mais forte, permita que seja impressa na mente e na memória do seu corpo para que você possa retornar a esses lugares quando necessário. Descanse por um momento nessa sensação, sentindo o prazer da respiração, da força e da flexibilidade. Quando estiver pronto, retorne devagar ao seu ambiente, permanecendo conectado interiormente à sensação e à experiência de segurança no seu corpo.

Você pode ouvir essa prática de cura em https://www.sextante.com.br/curandosuasferidasdeorigem

# PARTE 3

# COMO MUDAR SUA ATITUDE NOS RELACIONAMENTOS

# 8
# CONFLITO

As suas feridas armazenam uma imensa quantidade de informações, que trabalhamos arduamente para compilar nos capítulos anteriores. Examinar nossas experiências do passado em busca de percepções atuais é um processo doloroso, mas também poderoso. E a parte empolgante é que agora você pode aplicar todo esse conhecimento nos seus relacionamentos atuais e futuros... e finalmente ter uma atitude mais satisfatória e saudável.

Não há jeito melhor de colocarmos em prática esse conhecimento, duramente conquistado sobre nós mesmos, do que examinando um conflito – aquele que é constante em todas as nossas relações interpessoais e que dificulta nossas tentativas de melhorar de vida.

Todos nós nos envolvemos em conflitos, então por que eles parecem tão cheios de perigos? Bem, em primeiro lugar, a maioria de nós não cresceu com modelos saudáveis de conflito. Se você cresceu vivenciando controle, amor condicional, abuso, distanciamento, intolerância e vergonha como resultados de um conflito, provavelmente não aprendeu maneiras construtivas de solucionar as diferenças. O que significa que, quando se envolve num conflito hoje, muitas vezes reage de um jeito pouco saudável. Talvez você esteja imitando o que presenciou no passado ou tentando evitar o embate a qualquer custo, criando toda uma nova gama de problemas que você nem sabia que existiam.

Sei que isso parece estranho, mas preciso dizer que conflito é também uma tentativa de *conexão*. Uma das piores, mas ainda assim uma tentativa. Pense no motivo de você começar a mesma briga repetidas vezes. O que você está esperando que aconteça? Quer se sentir mais desconectado ao fim da briga? Espera ficar ainda mais triste quando ela terminar? Claro que não. Você espera que a outra pessoa enfim escute você, que finalmente entenda o que você vem tentando dizer, que se torne ciente da dor que você carrega e faça as mudanças necessárias.

Por mais peculiar que isso possa parecer, o conflito pode ser uma entrada para a conexão, a intimidade e a cura da nossa ferida de origem. O segredo é que precisamos aprender a lidar com os conflitos de um modo que revele as feridas que foram ativadas ou que evite a criação de novas feridas. Precisamos participar de *conflitos construtivos*.

Um conflito construtivo acontece quando você consegue ser visto, ouvido ou compreendido – e oferece o mesmo à outra pessoa. É quando você se conecta com as suas verdadeiras necessidades emocionais e claramente define o resultado desejado com a resolução do conflito.

Pense nisso desta forma: criar um conflito costuma ser uma tentativa de preencher uma espécie de lacuna que existe entre você e outra pessoa. Se você vai preencher ou ampliar essa lacuna, isso depende de quão conscientemente conduz o conflito.

Conduzir um conflito com consciência é mais fácil na teoria do que na prática. Eu pratico isso a todo momento e mesmo assim continuo perdendo a razão. Retomo discussões para provar um ponto de vista e dobrar minha aposta. Estou compartilhando isso com você porque seu objetivo não deve ser a perfeição. Sua meta deve ser tornar-se um pouco mais consciente cada vez que se encontrar num conflito. Como acontece com qualquer ser humano, haverá coisas que tirarão você do sério. Ter expectativas realistas é importante para o seu crescimento pessoal.

Vejamos melhor como podemos alcançar esse tipo de cura. Saiba que isso é possível.

## Eu quero ser visto, ouvido e compreendido

Exceto aqueles que não são capazes de sentir empatia, quase todas as pessoas que conheço querem se sentir vistas, ouvidas e compreendidas. Mas, quando isso não acontece, os conflitos aparecem com mais facilidade.

No cerne de ser compreendido está o sentimento de ser profundamente reconhecido. Se você já teve a experiência de ser compreendido, provavelmente é porque sentiu que a outra pessoa tinha um interesse real por você e pelo que você dizia. Isso deixa a maioria das pessoas se sentindo importantes, valorizadas, priorizadas e seguras. Isso acontece quando a outra pessoa presta muita atenção em você; quando demonstra interesse e faz perguntas; quando não reage de modo hostil nem fica na defensiva; ou quando mostra que escutou você ao dar continuidade ao assunto. É uma experiência profunda e bonita de conexão. Mas se esse cenário não lhe parece familiar, pense em todas as vezes que você não se sentiu compreendido e observe o que elas têm em comum.

Existem muitas razões para você não ter se sentido compreendido quando era mais novo. Os seus pais podem ter feito suposições ofensivas sobre você, podem ter demonstrado pouco interesse na sua vida ou ignorado o que você dizia. Podem ter anulado você completamente ou dito que "criança não tem querer". É possível que tenham criticado as suas diferenças em vez de se esforçarem para conhecer o seu eu verdadeiro e os seus sonhos. Ou talvez tenham ficado na defensiva quando você se expressou e jogado em você a culpa por seus sentimentos, acusando-o de ser uma pessoa difícil ou de ter estragado o momento.

A minha cliente Carly compartilhou comigo que seus pais presumiam que ela era extrovertida como as irmãs mais velhas e sempre a pressionavam a se parecer mais com elas.

– Eles nunca me ouviam quando eu dizia que era introvertida e hipersensível. Eu dizia isso a eles o tempo todo e eles me ignoravam.

Nem sempre os pais vão acertar, é claro. Isso é normal. Nem sempre vão ver, ouvir e compreender as coisas perfeitamente. Nem sempre vão dizer a coisa certa ou se conectar com tudo que estiver sendo compartilhado. Mas a forma *como* eles expõem suas preocupações, diferenças e seus desejos faz uma enorme diferença. Seus pais podem não concordar com algo que você fez, mas mesmo assim você pode se sentir visto, ouvido e compreendido. Eles podem não apoiar uma decisão que você está tomando, mas podem compreender por que você seguiu esse caminho. Ou podem não concordar com seu estilo de vida e ainda assim ouvi-lo e aceitar suas escolhas.

Só que de vez em quando os pais erram *muito*. Às vezes eles priorizam a si mesmos, sem conseguir ver, ouvir ou compreender seus filhos. Nossos pais têm as próprias feridas e limitações, que, quando não são resolvidas, acabam sendo descontadas em nós. Se quisermos transformar o conflito em conexão, intimidade e cura, devemos entender como lidamos com o conflito e como essa dinâmica foi influenciada por nossas feridas.

Em suma, nossas feridas têm muito a ver com o jeito como conduzimos ou criamos um conflito.

## Como o conflito começa

Existem inúmeras maneiras de um conflito começar. É provável que várias situações já tenham deixado você chateado ou furioso: por exemplo, ser criticado, não ter suas preocupações levadas a sério, ser controlado, ser ofendido com palavras.

Percebeu que todos esses exemplos focam no que a *outra* pessoa estava fazendo? É mais agradável interpretar dessa maneira primeiro. Mas a realidade é que o conflito pode ser iniciado por você ou pela outra pessoa. O conflito não surge porque todo mundo à sua volta está sendo hostil. Às vezes o conflito começa porque *você* é a pessoa que não está lidando com a situação de maneira saudável. É complicado, mas sei que você está aqui para encarar o que for preciso.

Qualquer que seja a razão do conflito, quem quer que tenha começado a briga, o que está no comando é a sua reatividade emocional, e se você não estiver prestando muita atenção, essa reatividade pode rapidamente arruinar uma conversa. Ela com frequência é o resultado de uma ferida que foi ativada no começo do conflito. Como veremos, se você cuida da ferida *primeiro* e reconhece a necessidade emocional por trás dela, pode começar a se afastar da reatividade automática e mudar o percurso para ser visto, ouvido e compreendido de verdade.

No entanto, comecemos analisando o início dos conflitos para entender melhor como nossa reatividade, quando ativada, nos leva a sair dos trilhos. Esse trabalho se baseia na pesquisa do Dr. John Gottman, "Os quatro cavaleiros do apocalipse", e em suas quatro marcas de fracasso dos relacionamentos.[33] Você provavelmente vai se reconhecer em um dos cinco cenários a seguir, então aperte os cintos, seja gentil consigo mesmo e se permita descobrir o que precisa ser revelado.

## PARE DE SER TÃO CRÍTICO

– Não sei se vamos conseguir. Isso não está dando certo.

Um dia Veronica veio ao meu consultório frustrada e preocupada com a possibilidade de seu novo namorado terminar o relacionamento.

– Sabe, peço as coisas mais simples e ele faz um drama. Já estou cansada disso. Ontem pedi que ele levasse o jantar quando fosse para minha casa e depois liguei de novo para pedir que ele passasse rapidinho no mercado para comprar algumas coisas de que eu precisaria na manhã seguinte. Nada de mais. Só umas quatro coisas para eu poder caprichar no café da manhã.

As tarefas que Veronica dava ao namorado eram um jeito de levá-lo a provar que a valorizava. *Se ele cumprir só mais essa missão e trouxer as compras, isso vai provar que eu valho o esforço e que sou importante para ele.* Seria mais um ponto positivo na lista de "Eu tenho valor".

Mas, assim que Veronica sentiu relutância ou contrariedade, foi aí que sua ferida se abriu.

– Ele disse que tinha trabalhado o dia inteiro, estava cansado e não tinha tempo de ir ao mercado depois de comprar o jantar para viagem – reclamou ela para mim. – É muito egoísta! O que custava? Aquilo levaria o quê, vinte minutos no máximo? – A irritação de Veronica só aumentava à medida que me contava a história.

O namorado de Veronica não conseguiu entender o que estava por trás daquele pedido ou por que sua recusa a fazer mais um favor após um longo dia de trabalho era algo tão problemático. Ele provavelmente achou que aquele pedido era insensível e pensou: *Por que você está pedindo que eu faça mais uma coisa se sabe que trabalhei pra caramba e estou exausto? Você não precisa dessas coisas para amanhã. Pode se virar bem sem elas.* Ele estabeleceu um limite, causando uma reação em cadeia que levou à escalada de toda a situação. Resultado: a ferida de merecimento de Veronica foi instantaneamente aberta e ativada, acionando seu mecanismo de defesa: reagir com irritação e causar uma briga sem nenhum contexto.

Essa situação aparentemente inofensiva – a recusa a fazer uma segunda parada para comprar guloseimas para o café da manhã – causou um conflito enorme entre Veronica e o namorado dela. As coisas se intensificaram a partir daí. Veronica começou a desferir críticas ao parceiro, não apenas sobre essa situação como também sobre o caráter dele e sobre quem ele era como pessoa. E, como todos sabemos, atacar o caráter de alguém é coisa séria. É algo que fere profundamente. É quando acontecem danos imensos num relacionamento. Não é de estranhar que tantas pessoas fiquem na defensiva quando são criticadas o tempo todo. Faz sentido, não é mesmo? Quanto mais você critica uma pessoa, mais ela se fecha, reclama ou critica você de volta.

No caso de Veronica, ela e o namorado ficaram presos numa espiral de críticas e autodefesas que só piorou tudo. Ela insultava o caráter dele e então ele se defendia. Depois trocavam de lugar. Isso se estendeu por horas e não levou a lugar nenhum. Você já viveu algo parecido? É exaustivo – mental, emocional e fisicamente – e afasta você da outra pessoa. E, como se não bastasse, você ainda fica se questionando sobre tudo.

Eu entendo por que Veronica estava preocupada com o relacionamento. Ela e o namorado viviam caindo nessa espiral e o conflito a deixava exausta. E, sem que ela soubesse, isso também abria sua ferida de merecimento. Mas aí é que está: não podemos curar nossas feridas se nem sabemos que elas estão ativas.

Tentei acalmar Veronica e perguntei se ela conseguia identificar qual ferida estava sendo ativada antes de o conflito começar. Veronica já havia identificado sua ferida de merecimento muitas sessões antes, então essa linguagem era familiar para ela.

– Eu sei que é a minha ferida de merecimento, mas o que me levou a questionar se eu tinha valor para ele? – perguntou ela.

– Bem, o que você sentiu quando ele disse que não passaria no mercado?

– Obviamente não gostei. Mas aonde você quer chegar?

– O seu amor-próprio depende do que os outros fazem por você? – perguntei. – Você decide o seu valor com base em quão disposto ou indisposto alguém está a lhe servir? Você se sente melhor quando uma pessoa permanece ao seu lado mesmo sob pressão e sendo posta à prova?

Eu estava chegando aonde queria. Veronica podia ver que, quando o seu namorado dizia *não*, a sua ferida de merecimento ouvia: *Não, porque você não vale o sacrifício.* Em vez de encarar essa insegurança de peito aberto, ela havia partido para o modo ataque. Evitou ver, ouvir e compreender a si mesma. Tentava fazer com que o namorado admitisse que estava errado e pedisse perdão. Essa era a sua estratégia para ser vista, ouvida e compreendida – mas estava dando muito errado.

A crítica não leva você na direção do que deseja; leva você para longe disso. A crítica não encoraja os outros a ver, ouvir e compreender você. Pelo contrário, faz com que se protejam e se afastem. Em vez de o conflito se tornar conexão, estava se tornando desconexão no namoro de Veronica.

Quando foi a última vez que você foi crítico demais? Que ferida ativada o moveu na direção da crítica? O que estava tentando comunicar por trás dessa atitude?

Quando foi a última vez que você se sentiu criticado? Consegue identificar qual ferida foi ativada? E como você reagiu a essa crítica? O que estava tentando comunicar que talvez não tenha conseguido?

### PARE DE FICAR TÃO NA DEFENSIVA

– Eu sabia que era melhor não passar o fim de ano com meus pais.

Eu não via Ally desde antes do Natal e essa era nossa primeira sessão depois do recesso. Ally é a jovem cuja mãe a acusava de estar flertando com o pai quando era adolescente.

Durante meses Ally ficou pensando se valia a pena ir para a casa dos pais a fim de passar o fim de ano em família. Já tinha se passado uma década desde o episódio psicótico e da última acusação. Depois daquilo sua mãe fizera terapia por muitos anos e agora era uma mulher bem diferente da que Ally conhecera. Como Ally estava trabalhando sua vulnerabilidade, pensou em visitar os pais e compartilhar com sua mãe o que aquela experiência representara para ela. Ela nunca tinha falado com a mãe sobre isso antes.

Ally sabia de todos os riscos. Nós tínhamos nos preparado para a conversa, discutindo expectativas, medos, insegurança e os piores cenários, e Ally se sentiu pronta para aquilo.

– O que aconteceu? – perguntei

– Fiz tudo o que conversamos, mas ela ficou na defensiva instantaneamente. Eu não a critiquei de forma alguma. Compartilhei minha experiência, dizendo quão assustador era para mim quando ela me acusava de estar flertando com meu pai. Eu até disse que entendia de onde ela tirava tudo aquilo, que o trauma sexual que ela tinha sofrido era mesmo uma coisa muito triste. Mas ela não quis ouvir. Continuou discordando, dizendo que eu não me lembrava das coisas direito, que minha infância fora maravilhosa e que ela havia sido uma mãe incrível. Disse que sacrificou muita coisa por mim e que eu estava sendo ingrata. Mas insisti um pouco. Queria que ela percebesse como a experiência tinha sido assustadora para mim, mas ela não conseguiu me escutar.

A atitude defensiva é o ato de evitar assumir culpa, responsabilidade e participação. A pessoa na defensiva normalmente dá desculpas, tenta mudar o foco, jura inocência ou se comporta de qualquer maneira que possa eximi-la de responsabilidade.

Vista por lentes compassivas, a atitude defensiva é uma tentativa de se proteger da crítica e pode até mesmo ser uma tentativa de mudar a opinião da outra pessoa. Ao ouvir uma crítica, pode ser que você queira responder prontamente: *Eu não sou ruim. Não sou egoísta. Não sou um monstro.* Mas a combinação de crítica com atitude defensiva apenas joga você num círculo vicioso que pode rapidamente erodir um relacionamento.

Eu podia ver como Ally estava chateada com a reação defensiva da mãe às tentativas de conversarem sobre o tal flerte inexistente. Por mais que a tivéssemos preparado para isso, Ally estava magoada e desapontada. Ela queria que sua mãe reconhecesse sua dor. No mundo ideal, ela ouviria um pedido de desculpas e veria sua mãe assumir responsabilidade. Mas o que ela conseguiu em troca foi uma atitude defensiva.

– Como você reagiu? – perguntei.

– A princípio comecei a falar mais alto, tentando sobrepor a minha voz à dela. Claro que não funcionou, mas não pude evitar. Então continuei gritando para ver se ela me ouvia, mas por fim desisti e fiquei quieta. Ela só se defendia, e aquilo parecia um ataque. Então adiantei meu voo para a manhã seguinte. Eu queria sair de lá o mais rápido possível.

Ally estava arrasada com as limitações de sua mãe. Ela havia tentado de tudo, desde ser gentil e cuidadosa com as palavras até levantar a voz e gritar com a mãe, mas nada funcionou. Nada a levaria a se sentir vista, ouvida e compreendida. Então ela se resignou e foi embora.

Às vezes as feridas são ativadas pelas mesmas pessoas que as colocaram lá pela primeira vez. Ally estava tentando se reconciliar com a mãe. Parte desse trabalho dela era se abrir, e ela realmente queria que a mãe entendesse o impacto que tivera sobre ela enquanto crescia.

– Seria tão bom se eu a levasse a entender...

Ally estava tentando mostrar sua ferida, esperando que a mãe fosse capaz de colocar de lado sua atitude defensiva e se conectar com aquela dor. Mas não conseguiu. A mãe precisava se proteger mais do que precisava se conectar com Ally. Precisava preservar a sua autoimagem como mãe mais do que queria entender a dor da filha.

– Como eu poderia ter evitado o conflito? Seria melhor nunca mais visitar os meus pais? – perguntou Ally.

Existem, sim, momentos em que cortar o contato com algumas pessoas faz sentido, mas muitas vezes o trabalho está em aceitar que a outra pessoa não vai mudar nunca. Às vezes o trabalho é aprender a lidar com isso de outra maneira. Às vezes a cura está em abandonar a esperança de que a pessoa vá ver, ouvir e compreender você, e então decidir como será o relacionamento de vocês no futuro.

Só que, antes de encontrarmos as soluções, eu queria que Ally visse como a sua ferida de segurança fora ativada. A atitude defensiva da mãe tinha sido tão difícil de suportar que tirou o foco da vulnerabilidade de Ally, da sua necessidade de se sentir segura e do seu desejo de dividir com a mãe a sua dor do passado. Aquilo tinha ativado a ferida de Ally. Ela tentou se abrir, mas acabou encontrando o conflito ao gritar, se fechar e depois ir embora o mais rápido possível.

– Por que eu simplesmente não deixei pra lá e fiquei o resto da visita? Sou muito dramática. Não precisava sair daquele jeito. – Ally estava mostrando certo constrangimento e vergonha.

– Eu acho que você saiu daquele jeito porque não estava se sentindo segura.

Minha resposta fez sentido para ela. Cuidar da sua ferida de segurança, pelo menos naquele momento, significava escolher não conversar com a mãe sobre suas feridas. Significava sair de um ambiente que não era suportável para ela. Ally escolheu se afastar do conflito e continuar curando sua ferida através do próprio luto em vez de pedir à mãe, que não podia ou não queria entendê-la, que tentasse reconhecer sua dor. A cura significava se enlutar pela mãe idealizada que ela tanto desejava quando era mais nova e também pela ideia que tinha da mãe hoje. Havia muita perda para Ally, mas na perda também estava a sua cura. Ela encontrou clareza e certeza naquilo que estava perdendo. Encontrou paz ao abrir mão de certas coisas.

Quando foi a última vez que você ficou na defensiva? Que ferida foi ativada naquele momento? O que você estava tentando comunicar com essa atitude?

Quando foi a última vez que alguém ficou na defensiva com você? Que ferida foi ativada dentro de você naquele momento? Como você reagiu a isso? O que você queria comunicar que talvez não tenha conseguido?

### PARE DE SER TÃO CONTROLADOR

Isabel e Jo estavam dez minutos atrasadas para nossa sessão. Chegaram correndo e se desculparam.

– Desculpe, estamos muito atrasadas – disse Isabel. – Perdemos a noção do tempo.

Isabel e Jo eram amigas que tinham virado namoradas e se mudado da Espanha para Nova York para fazer pós-graduação. Tinham se atrasado para a terapia porque haviam brigado mais cedo.

– Vocês querem me contar sobre a briga que tiveram?

Jo logo respondeu:

– Não aceito ser controlada. Sei que temos conversado sobre isso, mas está ficando cada vez mais difícil. Não posso simplesmente tornar a minha vida algo insignificante para não decepcionar Isabel. Não dá para eu ficar checando toda hora se ela está bem, se não está contrariada. *Eu* fico contrariada. Não quero receber uma mensagem dela e ter que chegar em casa em, no máximo, quinze minutos. Não quero ter que parar de mexer no celular porque ela quer minha atenção.

Isabel e Jo tinham voltado a essa mesma questão. Era um conflito novo que se parecia com o antigo, mas com alguns detalhes diferentes. E quando você se perde nos detalhes, pode ter certeza de que logo voltará ao conflito. Isso acontece porque, como disse a Dra. Susan Johnson, criadora da Terapia Focada nas Emoções: "As brigas, em sua maioria, são verdadeiros *protestos* contra a desconexão emocional."[34] Essas estratégias são tentativas inconscientes de lidar com o medo de perder a proximidade.[35] Parece muito melhor quando visto por esse prisma, mas a realidade é que você normalmente não enxerga os conflitos dessa forma quando está dentro deles.

O que acionara o conflito dessa vez foi Isabel ter pedido a Jo que desligasse o celular.

– Ela me disse no tom de voz mais grosseiro possível: "Você não largou esse celular o dia todo; não acha que já deu?" Não, não acho. Acho que já sou bem crescidinha para saber quanto tempo devo ficar no celular. – Jo se virou para Isabel. – Estou cansada da sua ferida de priorização. Também tenho minhas feridas. E você não dá a mínima para elas.

Já falamos muito aqui sobre a ferida de priorização de Isabel, mas não muito sobre Jo. Durante nossa terapia, Jo me contou quão controlador era seu pai. Um homem muito autoritário, que obrigava a filha a seguir várias regras e a punia se não fossem cumpridas à risca. Ele era cruel. Costumava proibi-la de usar o celular e o computador e a deixava de castigo por meses. Isso acontecia se ela chegasse em casa um minuto depois da hora combinada.

– Mesmo quando eu tinha um bom motivo para ter me atrasado, não fazia diferença. E então, quando descobri que era lésbica, o controle e a punição atingiram outro nível. Ele achava que era uma questão de escolha, então tentou me obrigar a fazer uma opção diferente. Mas tudo isso só me levou a sentir que eu não pertencia.

Tanto Isabel quanto Jo tiveram feridas ativadas em sua briga: a ferida de priorização de Isabel e a ferida de pertencimento de Jo.

– Por que você acha que as coisas saíram do rumo entre você e Isabel? – perguntei.

– Porque ela estava me controlando – respondeu Jo.

– Bem, talvez. Não tenho certeza. O que você me disse foi que ela comentou que você não largava o celular e perguntou se já não era hora de largá-lo. Eu não ouvi seu tom de voz, então me falta esse detalhe, eu sei. Mas parece que ela estava fazendo uma observação e depois uma pergunta.

– Eu senti como controle.

– Certo, e o que lhe é familiar nisso?

Jo sabia que estava vendo seu pai em Isabel. A ferida de priorização de Isabel e a ferida de pertencimento de Jo estavam batendo de frente. A necessidade de Isabel de se sentir priorizada estava em questão quando Jo não largava o celular, e o anseio de Jo por liberdade dentro do relacionamento estava em questão quando Isabel questionava o tempo que ela gastava nas redes sociais. *Posso ter algum espaço e ainda assim pertencer a este relacionamento? Não quero ter que me submeter a nenhum tipo de controle para poder sentir que faço parte de algo.*

Uau. Duas feridas ativadas de uma só vez. Duas pessoas querendo ser vistas, ouvidas e compreendidas ao mesmo tempo. Duas pessoas abordando isso de maneira ineficaz. Duas pessoas que se encontravam numa espiral de conflito e se sentiam ainda mais desconectadas.

Nessa sessão fomos um pouco mais devagar, mas elas ainda estavam muito irritadas para ver as coisas claramente. Foi só na sessão seguinte que realmente conseguimos quebrar o gelo.

Fiz com que cada uma se conectasse com sua ferida e a expressasse à outra. Elas compartilharam o que lhes parecia familiar e, em vez de uma acusar a outra de algo, trouxeram o foco de volta para suas necessidades emocionais.

Isabel quis começar:

– Sinceramente, eu só quero passar algum tempo com você e que você passe algum tempo comigo. Adoro ficar com você e estava sentindo falta disso. Desculpe, eu não soube expressar isso de outra maneira.

Jo falou em seguida:

– Às vezes eu quero liberdade para fazer as minhas coisas. Adoro passar algum tempo com você, mas também adoro passar algum tempo comigo mesma e fazendo coisas triviais que me ajudam a me desconectar de tudo. Quero ter certeza de que posso fazer as minhas coisas e, ainda assim, fazer parte deste relacionamento. Às vezes sinto que só vou ser aceita se fizer o que você demanda. Isso me parece controlador, e é muito sufocante para mim.

Percebe como as necessidades emocionais de cada uma as trouxeram de volta às suas feridas de origem? As necessidades emocionais de Isabel se concentram em ser uma prioridade. Ela quer passar algum tempo com Jo e quer que Jo passe algum tempo com ela. E as necessidades emocionais de Jo focam em pertencer. *Eu quero ter certeza de que posso fazer as minhas coisas e, ainda assim, fazer parte deste relacionamento.* Quero ser eu mesma e ainda pertencer.

As duas fizeram um belo trabalho ao se expressarem uma à outra, mas igualmente importante foi o fato de, além de estarem se reconhecendo, também reconhecerem suas feridas e necessidades. É aí que o percurso muda. É aí que a mudança toma forma. Cuidar das nossas feridas interrompe nossa reatividade, o que nos impede de cair nos mesmos ciclos de conflito. Isso nem sempre acontece quando os ânimos estão exaltados, mas se estivermos comprometidos com o crescimento, veremos uma oportunidade de voltar atrás e enxergar o que estava passando despercebido.

O conflito, quando bem resolvido, pode mover as pessoas em direção a mais conexão e intimidade, em direção à cura de si mesmas e do relacionamento. Eu vejo o conflito como uma bandeira na areia da praia que mostra que algo muito importante está acontecendo sob a superfície. O conflito é um dos maiores indicadores de que do outro lado da curiosidade, da abertura e da calma há algo que não foi curado e clama por atenção.

Quando foi a última vez que você foi controlador? Consegue identificar a ferida que o levou a esse tipo de reação? O que você estava tentando comunicar por meio do controle e por que o controle foi o meio usado?

Quando foi a última vez que você se sentiu controlado? Consegue identificar a ferida que foi ativada? Como você reagiu a esse controle? O que você queria comunicar que talvez não tenha transmitido tão bem?

### PARE DE SER TÃO DESDENHOSO

– Eu desisto. Sério. Vou cair fora de lá. Não suporto mais esse trabalho. Não suporto mais *aquele cara*.

Carl estava furioso. Ele tinha vindo direto do trabalho para uma sessão no meio do dia. Seu chefe tinha feito algo que o irritara muito.

Carl é o filho de marinheiro cujo pai controlador impunha a ele e a seus irmãos uma rotina matinal de exercícios militares.

– Você precisa desabafar? – perguntei.

Na terapia a pessoa pode se abrir. Não precisa ser educada nem tomar cuidado com o que vai dizer... precisa apenas deixar fluir. Um desabafo pode ser um verdadeiro alívio e liberar a energia acumulada. Carl estava pronto!

– Para falar a verdade, eu venho fantasiando sobre como vou cair fora. Qual é a melhor maneira de colocar aquele sujeito no lugar dele? O que posso fazer para envergonhá-lo ou deixá-lo humilhado? Ele é um idiota, e estou cansado dele e daquela cara estúpida. Ele se acha o superpoderoso; é um pouco mais velho que eu, um imbecil total, e não sabe lidar com as pessoas. Tem um ar de superioridade, é sempre sarcástico e maldoso comigo. Não vejo a hora de pedir demissão. – Carl respirou fundo.

– Como se sente agora? – perguntei.

– É... um pouco melhor, obrigado.

– Então, o que aconteceu? O que houve no seu trabalho? Parece que algo aconteceu antes de você vir para a sessão.

– É algo que acontece já faz tempo. Ele me rebaixa na frente dos outros, é controlador demais e precisa microgerenciar tudo. Hoje ele não me copiou num e-mail mesmo eu tendo pedido um monte de vezes que fosse copiado. Fiquei furioso, chamei-o de idiota e começamos a discutir.

O desdém é a crítica levada ao extremo. É a maneira mais destrutiva de se envolver num conflito, e para os casais é o maior indício de fracasso da relação.[36] Quando as pessoas se mostram desdenhosas, estão sendo desrespeitosas, sarcásticas e condescendentes. Humilham outras pessoas e, com frequência, assumem uma posição de superioridade, enxergando os outros como inferiores. Desdém pode incluir abuso, como já falamos no Capítulo 7, e é comum a vítima de desdém se sentir desmerecedora, desrespeitada e desprezada.

O conflito entre Carl e seu chefe aparentemente ficou tenso a ponto de as pessoas terem que intervir. Não aconteceu agressão física, mas ficaram cara a cara gritando insultos. Carl estava legitimamente frustrado, mas também sabia que a sua reação era inapropriada. *Lá* estava a sua placa em neon. Claro que ninguém quer ser humilhado e controlado, mas sua irritação era alarmante.

– Carl, por que você acha que reagiu dessa forma?

– Não basta ele ser um idiota? – retrucou com uma risadinha.

Eu sorri de volta, porém o provoquei mais um pouco:

– O que lhe é familiar sobre o que aconteceu? O comportamento do seu chefe lhe lembrou algo ou alguém?

Aquilo despertou algo nele. O chefe o lembrava de seu pai. Carl se sentia controlado, humilhado e desrespeitado por ele, e a maneira como seu chefe conduzia as coisas levava Carl a sentir que não era parte da equipe. Ele estava lutando para sentir que pertencia.

Levou algum tempo até Carl conseguir identificar que sua ferida de pertencimento tinha sido ativada pelo chefe, que o deixara de fora do e-mail. Carl tinha partido para o conflito na tentativa de ser visto, ouvido e compreendido.

– Bem, como devo agir quando ele fizer essas coisas? – perguntou Carl.

Para começar, eu quis que Carl se acalmasse e se conectasse primeiro com sua ferida. A maneira como seu chefe o tratava e falava com ele não era legal. No entanto, o que o chefe estava oferecendo era uma oportunidade para a ferida de Carl ser revelada a si mesmo. Uma oferta esquisita, eu sei, mas ainda assim uma oferta.

– Observe a ferida, Carl. Em vez de se concentrar de imediato no seu chefe volte-se para dentro. Não cuide do relacionamento externo, cuide do interior. Você não vai conseguir o que precisa dele no momento da briga, posso garantir isso. Não sei se vai conseguir algum dia, mas se conseguir, certamente não vai ser dessa maneira. Que tal tentar? Reserve algum tempo para ver, ouvir e compreender por que você ficou chateado.

– Eu me senti desrespeitado e ofendido. É como se ele me rebaixasse e me tratasse de modo diferente dos outros. Eu me sinto excluído de propósito e, para ser bem sincero, isso me tira do sério.

– Isso é bom – falei. – Quando alguém está tratando você com desrespeito, é importante estabelecer limites claros e diretos para essa pessoa. O que você fez foi tornar-se emocionalmente reativo, e eu entendo. Honestamente, o que você descreveu é o suficiente para irritar a maioria das pessoas. Mas o seu trabalho é se conectar consigo mesmo e depois lidar com o seu chefe de maneira diferente. Você quer ser visto, ouvido e compreendido, certo? Então precisa ser claro consigo mesmo e depois com ele, se quiser ter alguma chance.

– E se mesmo assim ele continuar não me ouvindo nem se importando comigo? – A preocupação de Carl era válida.

– Pode acontecer. Não há garantias aqui, mas o que muda é o jeito como você se respeita e se vê nesse conflito. O que muda é que você se torna emocionalmente atento em vez de emocionalmente reativo. Essa é a vitória. Se o seu chefe vai mudar o jeito dele ou não, isso está fora do seu controle. O seu trabalho é ser responsável por você. Se as coisas não mudarem, você *pode* escolher sair do emprego, mas ainda não chegamos lá. Agora tudo que eu quero é que você pense sobre o limite que vai estabelecer para ele e como vai expressar isso.

Carl arriscou:

– Eu não gostei de como você falou comigo e não gostei de ser deixado de fora. Seu tom foi condescendente e eu fiquei ofendido. Quero ser tratado com respeito e sentir que faço parte desta equipe. Se quiser que eu mude algo, por favor fale comigo em particular.

O trabalho de Carl era lidar com o conflito de maneira diferente. Ele estava preso numa espiral de conflito com seu chefe. Eles ficavam andando em círculo e não saíam do lugar. O trabalho era se afastar da reatividade emocional e partir para o cuidado emocional. Era a única maneira de interromper o ciclo. Você pode buscar a cura emocional junto à outra pessoa, caso o relacionamento seja íntimo e importante para você, ou pode buscar a cura por conta própria, como aconteceu com Ally, que estava tentando ver a si mesma ainda que sua mãe não conseguisse vê-la. Cuidar das próprias emoções ajuda a estabelecer segurança e leva você a se concentrar em ser visto, ouvido e compreendido mesmo que ninguém mais faça isso por você.

Quando foi a última vez que você desdenhou de alguém? Consegue identificar a ferida que foi ativada e o levou a agir assim? O que você estava tentando comunicar por meio desse desdém?

Quando foi a última vez que você se sentiu desdenhado por outra pessoa? Consegue identificar a ferida ativada naquele momento? Como reagiu a isso? O que você queria comunicar que talvez não tenha transmitido tão bem?

### PARE DE SER TÃO EVASIVO

– Estou exausto e não queria estar aqui, sem ofensas. – Mark tinha se fechado e aquilo estava claro.

Como vimos em outro capítulo, Mark e Troy tinham problemas de confiança. Troy estava chateado com Mark por não ter ficado do lado dele na festa e Mark tinha uma ferida de merecimento como resultado de ter recebido amor condicional dos pais dele, e aquela ferida havia sido ativada.

– Ele sempre age assim – disse Troy. – Quando a conversa fica intensa, ele se fecha e não se envolve. É enlouquecedor. Estávamos discutindo a noite passada e, de repente, ele se levantou e saiu do apartamento. Não me disse uma palavra. Só saiu. Desligou o celular e ficou fora por horas. Eu já estava dormindo quando ele voltou. É um absurdo.

Mark estava recorrendo à evasão, um tipo de distanciamento que acontece quando as pessoas querem evitar conflitos. Elas fazem de tudo para se esquivar, como se construíssem um muro bem alto, garantindo assim que haja muita distância entre elas e as outras pessoas. Embora isso seja um mecanismo de defesa, costuma disparar gatilhos e desestabilizar a outra pessoa, além de causar o conflito que estava justamente tentando evitar.

Troy não conseguia entrar em contato com Mark. Não sabia onde ele estava. Não sabia quando iria voltar. Troy fora deixado às cegas e, embora nunca seja bom ser deixado no vácuo, é especialmente difícil quando isso acontece no meio de uma conversa que parece importante para você.

– Sobre o que vocês estavam conversando? – perguntei.

– Sobre dinheiro. Eu estava falando sobre quanto temos gastado ultimamente e achei que precisávamos fazer alguns cortes. Nem estávamos brigando. Era só uma conversa, mas aí Mark se fechou. Ele não queria falar sobre aquilo. Eu insisti um pouco porque precisamos pensar nisso juntos, mas ele não respondeu. Aquilo me irritou. Ele continuou mexendo no celular enquanto eu tentava falar com ele e então levantou e foi embora.

Mark logo respondeu:

– Estou cansado do Troy chamando minha atenção, listando tudo que eu faço de errado: não dou apoio suficiente, não economizo o suficiente. A ladainha nunca acaba. Não estou interessado nesse tipo de conversa, então, sim, saí porque era a única maneira de parar com aquilo.

A ferida de merecimento de Mark foi ativada assim que Troy começou a dizer o que ele precisava fazer diferente. É muito comum interpretarmos mal um simples pedido ou observação. Mesmo que Troy tenha dito explicitamente que *eles* precisavam fazer cortes nos gastos, Mark ouviu que apenas *ele* precisava economizar. Ele estava ouvindo que aquilo era apenas mais um item numa longa lista de coisas que não estava fazendo direito.

Estava ouvindo que não era um bom parceiro, e isso acabou ativando sua ferida de merecimento da infância.

O que Mark continuava a ouvir de Troy era que lhe faltava perfeição, o que significava que o amor, o companheirismo e a compreensão logo seriam perdidos. A maneira como Mark aprendeu a se proteger foi se fechando e se desconectando. Isso até podia ser um porto seguro para ele, mas seu comportamento evasivo poderia piorar exponencialmente as coisas.

Ambos conseguiram ver como a ferida de Mark tinha sido ativada, mesmo que Troy estivesse bem-intencionado ao querer falar sobre as finanças do casal. A reatividade emocional de Mark o levou a ser evasivo em vez de reconhecer a ferida com Troy e consigo mesmo. Não que Mark não pudesse dar um tempo na conversa para se acalmar, só que ele também precisava reconhecer o que havia sentido e comunicar suas necessidades.

– Se você estivesse ciente de que a ferida tinha sido ativada, o que teria dito? – perguntei a Mark.

– Acho que teria dito a Troy que eu estava me sentindo criticado. Que para ele aquilo devia ser mais um vacilo meu e que eu me sinto desmerecedor do amor dele quando isso acontece.

Esse era o começo da cura emocional. Quando nos entregamos, as emoções podem ser acessadas, curadas e acolhidas ainda com mais entrega. Quando expressamos nossas necessidades emocionais e nos conectamos com nossas feridas, como Mark fez quando compartilhou que estava se sentindo desvalorizado, o caminho a seguir se revela à nossa frente. Isso se assemelha ao que a Dra. Mona Fishbane chama de Ciclo da Vulnerabilidade e ajuda a transformar nossa reatividade em reflexão.[37]

Quando foi a última vez que você se fechou completamente? Consegue identificar a ferida que foi ativada e o levou a usar essa estratégia de enfrentamento pouco saudável? O que você estava tentando comunicar por meio da evasão?

Quando foi a última vez que alguém foi evasivo com você? Consegue identificar a ferida ativada naquele momento? Como você reagiu a isso? Muitas vezes as pessoas são evasivas mesmo sem terem sido provocadas, mas às vezes estão respondendo a alguma provocação. Você acha que pode ter tido alguma participação nisso? Fez algo que contribuiu para aquela reação? O que você queria comunicar que talvez não tenha transmitido tão bem?

## Como substituir reatividade por compreensão

Eu me lembro de ter ouvido há muito tempo o Dr. John Gottman dizer: "Por trás de cada reclamação existe um profundo anseio pessoal." Nós criticamos nossos parceiros, familiares e até nossos amigos quando uma necessidade emocional nossa não é atendida. Em vez de permanecermos próximos a essa necessidade emocional, reconhecê-la e trazê-la à tona, acabamos nos distanciando, reagindo com irritação e culpando a outra pessoa.

Só que nossas necessidades emocionais muitas vezes são nossas *feridas*. E quando isso acontece é especialmente importante proceder com cuidado. Precisamos reconhecê-las e curá-las se quisermos sair do conflito e da espiral de reatividade. Se pudermos identificar e expressar nossa ferida de origem, estaremos no caminho certo para sermos vistos, ouvidos e compreendidos.

Pense numa reclamação ou crítica que você tenha feito recentemente ou que faça o tempo todo. Não importa sobre quem, o importante é notar a reclamação ou crítica em si. Pode ser algo como: *Ninguém tem consideração pelo meu tempo. Fulano é controlador demais. Beltrana está sempre ao telefone. Minha namorada nunca me mostra para quem está mandando mensagens. Meu marido gasta todo o dinheiro sem economizar para o nosso futuro.*

Conseguiu identificar alguma ferida ou necessidade emocional escondida nessas críticas e reclamações? Eu leio *Ninguém tem consideração pelo meu tempo* e vejo um desejo de se sentir valorizado. Eu leio *Fulano é controlador demais* e vejo uma ferida de pertencimento e um desejo de ser livre para ser quem você é. Eu leio *Beltrana está sempre ao telefone* e vejo um desejo de se sentir priorizado. Eu leio *Minha namorada nunca me mostra para quem está mandando mensagens* e vejo uma ferida de confiança. E leio *Meu marido gasta todo o dinheiro sem economizar para o nosso futuro* e vejo uma ferida de segurança. Você entendeu como funciona. Agora será que consegue analisar sua reclamação e ver se existe uma ferida por trás dela? Consegue identificar qual é a sua necessidade emocional?

Lembra a grande discussão de Veronica com o namorado? Sugeri que ela tentasse transformar suas reclamações e críticas em necessidades emocionais. Assim, em vez de se deixar levar por suas feridas e sua reatividade, ela refletiria melhor para saber como agir no futuro.

– Parece meio bobo fazer isso – respondeu ela, mas sorriu e concordou. – Tudo bem, o que eu preciso dizer?

Procurei traduzir para ela. Em vez de dizer *Você é muito egoísta* ela diria *Quero me sentir importante para você*. Em vez de *Você não se importa comigo* diria *Quero ser valorizada*. Em vez de *Você é o pior namorado do mundo* diria *Quero sentir que se importa comigo*.

– Pegou o espírito da coisa? – perguntei.

Ela concordou e prosseguiu com o exercício.

A verdade é que nossas reclamações podem ser infinitas, mas nossas necessidades emocionais são quase sempre as mesmas. Elas estão ligadas diretamente às nossas feridas. Se você traduzir suas reclamações em necessidades emocionais, elas provavelmente vão enfatizar a valorização, o pertencimento, a priorização, a confiança ou a segurança. Pode ser que enfatizem seu desejo de se sentir visto, ouvido e compreendido.

Agora tente fazer essa tradução. Pense num conflito que você teve recentemente ou que vive tendo e observe o que aconteceu antes de o conflito começar. Consegue identificar que ferida foi ativada? E de que maneira você usou o conflito para tentar ser visto, ouvido e compreendido? Sua atitude se tornou crítica, defensiva, desdenhosa, controladora ou evasiva? Consegue ver o que você estava buscando com isso? Funcionou de alguma forma?

- A ferida ativada foi _____.
- Hoje consigo perceber isso porque _____.
- O que eu queria ao entrar em conflito era _____.
- Mas o resultado disso foi _____.

Muito bem, ótimo trabalho. Agora um pouco mais.

- O que eu realmente questiono ou que me deixa inseguro é _____.
- O que eu quero que a outra pessoa entenda realmente sobre mim é que _____.
- Quando transformo a crítica, a atitude defensiva, o desdém, o controle ou a evasão em necessidades emocionais, percebo que _____.

Lembre-se: você está ferido. O que aconteceu, não importa o que tenha sido, está ativando algo familiar em você. É algo brutal. Tente se conectar com a história da sua ferida de origem e descobrir por que esse momento em particular que você vivenciou recentemente foi tão doloroso. Seja gentil consigo mesmo nessa exploração.

## Pratique quando não estiver em conflito

Como digo para todos os meus clientes, tentar lidar com um conflito estando dentro dele normalmente é uma causa perdida. Recomendo que você explore a questão quando *não* estiver em conflito, quando existir algum espaço entre o conflito e a sua curiosidade em torno dele. Costumamos ficar nervosos demais durante uma briga para conseguirmos assimilá-la direito. Nosso corpo e nossa mente estão reagindo a outras coisas que parecem ser uma prioridade muito maior.

Imagine sua ferida sendo ativada, você se chateando e logo em seguida tentando saber qual ferida está agindo. Não é fácil. Imagine-se traduzindo sua crítica em uma necessidade emocional no meio de uma discussão acalorada. É complicado. Se acha que consegue fazer tudo isso, incrível! Mas se você for como a maioria das pessoas, ria de si mesmo e reserve um momento e um local específicos, fora do conflito, apenas para lidar com suas feridas, obter orientação e estabelecer alguns limites.

E nesse processo não esqueça que todo mundo possui feridas. É tão importante conhecer e reconhecer as feridas dos outros quanto as suas. Claro que os outros podem cuidar de si mesmos, mas em relacionamentos íntimos – seja com a pessoa amada, com familiares ou amigos – uma das coisas mais bondosas que você pode fazer é se lembrar de que a outra pessoa também tem uma história forte com uma ferida de origem e que essa ferida pode aparecer bem ao lado da sua. Mesmo que a outra pessoa ainda não esteja pronta para encarar isso.

Quando você usa a sua prática diária para aprender a lidar melhor com conflitos, encontra possibilidades infinitas de conexão e intimidade. Que desconstrução incrível pensar que do outro lado do conflito consciente existe um entendimento mais profundo tanto para você quanto para aqueles que você ama.

# 9
# COMUNICAÇÃO

Ao substituir a reatividade pela compreensão, você pode na verdade tornar seu relacionamento mais profundo e mais íntimo por meio do conflito. Como já aprendemos, a reatividade mantém sua ferida exposta e aberta, enquanto a compreensão ajuda você a iniciar a cura da ferida. No entanto, se quiser transformar conflito em conexão, provavelmente precisará melhorar não apenas seu estilo de confronto mas também seu estilo de comunicação.

A verdade é que você nunca se libertará de toda a reatividade emocional. Às vezes você iniciará um conflito, outras vezes reagirá com irritação às pessoas que o iniciaram. Você pode trabalhar nisso e lidar melhor com os embates, mas é provável que nunca chegue ao ponto de não sair do sério por absolutamente nada. Permita-se viver a experiência humana. Lembre-se de que sua reatividade e a da outra pessoa são informações realmente importantes para ambas as partes – desde que vocês comecem a percebê-las e comunicá-las.

A Dra. Alexandra Solomon diz que um dos aspectos mais importantes de uma comunicação íntima e saudável é o autoconhecimento relacional. Ela o descreve como "a capacidade e a disposição de olhar honestamente para o que costuma prejudicar um relacionamento íntimo e para como você lida com a própria irritação".[38] Se você é como a maioria das pessoas, provavelmente costumar recair em pensamentos lineares, como *Você é muito insensível; Eu sou muito irresponsável; Você nunca faz o que eu peço; Isso nunca teria acontecido se você tivesse prestado mais atenção; Isso só aconteceu porque sou muito idiota.* Esse tipo de pensamento limitado denota culpa ou vergonha. Perde de vista as histórias ricas e complexas que cada um de nós tem. E no entanto, quando somos provocados, é muito fácil ir direto para lá. Absolutamente zero conexão acontece quando você se prende em pensamentos lineares.

Por outro lado, o pensamento sistêmico leva em consideração a nossa família de origem e os relacionamentos do passado, lembrando-nos de que existem histórias complexas e ricas a cada momento. Ele nos oferece essa perspectiva sobre os outros também. Que dádiva poder ver os outros e a nós mesmos através dessas lentes! Que dádiva compreender que o que está acontecendo agora não consiste apenas *neste* momento, mas em cada momento que o antecedeu! Já pensou em quão diferente seria sua comunicação se você se lembrasse disso a respeito de si mesmo e das outras pessoas? Consegue imaginar a profundidade da compaixão, da empatia e da boa vontade que poderiam existir?

Então, se seu marido ou sua esposa lhe fizer uma crítica, você ouvirá não apenas uma queixa doméstica específica, mas todas as queixas que já ouviu na vida – na família, nos relacionamentos amorosos do passado, etc. A reação que você pode ter faz mais sentido quando é vista por lentes sistêmicas em vez de lineares. E se a pessoa amada estiver ciente disso, poderá ser capaz de lidar com você de maneira diferente, encontrando a conexão num momento que poderia ter sido de ruptura devastadora.

Como eu disse no começo deste livro, pensar sobre as nossas histórias de origem e ver a complexidade desses sistemas familiares não é dar desculpas. Não faz com que as coisas fiquem bem quando não estão. No entanto, o contexto é capaz, sim, de nos dar alguma coisa. Quando começamos a nos comunicar sem perder de vista o contexto, nos afastamos dos pormenores e da necessidade de ganhar a discussão e nos direcionamos a um conhecimento mais profundo de que todos nós estamos feridos e gostaríamos de ser vistos, ouvidos e compreendidos. Isso melhora a qualidade da nossa comunicação.

## Comunicar ou não comunicar

Quando uma ferida é ativada, você tem duas opções: comunicar ou não comunicar. Quando você não comunica, a história da sua ferida não tem chance de ser reconhecida por outra pessoa. Mas eu gostaria de fazer algumas ressalvas sobre a escolha de comunicar.

Existem razões compreensíveis pelas quais você evita a comunicação. É claro que o objetivo é *comunicar bem*, mas você também precisa discernir *com quem* deve compartilhar sua ferida. Deixe-me esclarecer uma coisa: às vezes não comunicar é a escolha mais saudável. E não se trata de passividade. É uma decisão consciente que reconhece que, mesmo que fale com gentileza, respeito e clareza, uma determinada conversa com alguém específico pode não ser segura ou terapêutica para você. Você pode escolher não compartilhar o que sente se souber que isso só vai magoá-lo ainda mais, como no caso de um relacionamento abusivo. Você pode escolher não comunicar se a outra pessoa puder recorrer a algum tipo de manipulação ou usar aquilo contra você. E pode escolher não comunicar se aprendeu pela experiência que a outra pessoa está decidida a não ouvir nem mudar de opinião. Quando escolhe não comunicar, isso significa que você não será reconhecido pelo outro, mas também não se magoará nem será ainda mais prejudicado. Às vezes a cura é justamente essa. A cura requer discernimento. E às vezes a melhor opção é respeitar a si mesmo, seguir em frente e encontrar outras pessoas que possam ouvir você.

Existe outra razão para pensar duas vezes antes de escolher compartilhar sua ferida. Já dissemos aqui que você foi aprendendo a se comunicar de determinada maneira a partir das suas interações em família e nos relacionamentos passados. Numa família saudável, a comunicação é sempre clara, gentil, respeitosa, calma, curiosa, fundamentada, honesta e direta. Mas a *sua* educação pode ter sido bem diferente dessa; pode ter sido destrutiva em vez de saudável. E se você escolher apostar na comunicação e a sua ferida de origem ainda não tiver sido identificada, há uma chance muito grande de que use um dos muitos estilos destrutivos de comunicação que já descrevi para transmitir a sua perspectiva linear de culpa ou vergonha.

Como falamos no Capítulo 8, usar um estilo destrutivo de comunicação apenas reabrirá a sua ferida e criará uma espiral de conflitos. E você ainda lutará para se sentir ouvido e compreendido. É melhor recuar e identificar a sua ferida antes de começar a se comunicar.

Se quiser desenvolver uma comunicação mais saudável, a mudança mais óbvia que você precisa fazer é ser claro sobre o que *realmente* quer comunicar. Isso pode parecer muito banal, mas se no meio de uma discussão você já perguntou a si mesmo por que estava brigando, ou pensou naquele conflito dias depois e perguntou à outra pessoa *Qual foi mesmo o motivo da nossa briga?*, então sabe como é fácil falar sobre coisas que não têm nada a ver com o que deveria ser dito. Falo isso com amor, mas antes de você dizer qualquer coisa, antes mesmo de abrir a boca, o seu trabalho é se conectar com o que a sua mensagem realmente quer dizer.

## Como desbloquear a comunicação

Como você já sabe, nosso objetivo é uma comunicação mais saudável, mas, antes de alcançá-lo, é bom entender o que o mantém longe dele. O que será que está impedindo você de ter uma comunicação clara, gentil, calma, curiosa, fundamentada e direta? E de que maneira você pode desenvolver isso? Vamos dar uma olhada em como a comunicação dos tipos passivo, agressivo, passivo-agressivo e desorganizado pode impedi-lo de ser visto, ouvido e compreendido, e como você pode se tornar um bom comunicador de quem as outras pessoas queiram se aproximar.

### HONRE A SUA VOZ

Depois de um fim de ano terrível com a família, Ally começou o novo ano encontrando alguém por quem realmente ficou interessada. Havia anos que ela saía com uma pessoa ou outra, mas nunca tinha encontrado o par ideal. Esse cara era diferente. Ally saíra com ele por alguns meses e as coisas foram dando certo.

– É loucura achar que estou me apaixonando por ele? – perguntou ela numa das nossas sessões. Ela estava preocupada com a velocidade de seus sentimentos, já que tinham se passado somente alguns meses e o casal ainda não havia conversado sobre compromisso nem criado nenhum tipo de acordo sobre o relacionamento. – Sinto que preciso ir mais devagar. Não quero me magoar. E se ele não quiser um relacionamento exclusivo, ou não estiver sentindo o mesmo que eu?

– Bom, você falou para ele sobre os seus sentimentos? Ou sobre o tipo de relação que desejaria ter com ele?

– Não, claro que não. Você não acha que é muito cedo para fazer isso?

– Não – falei. – Acho que clareza e objetividade são importantes. Você está fazendo muitas suposições sobre o que ele pode ou não querer ou sentir, mas nem perguntou o que ele acha disso tudo. Talvez ele se sinta da mesma forma que você. Talvez não. De qualquer maneira, existem algumas informações importantes que você está deixando passar ao evitar uma conversa que pode esclarecer muita coisa para você.

Ally me olhou como se tivesse prestado atenção e escutado minhas palavras, mas não aceitasse minha proposta.

– Eu não quero ser *esse* tipo de garota. Sinto que devo apenas deixar rolar.

– Ok, então deixe rolar e veja como você vai se sentir – respondi.

Ally ficou chocada. Pude ver no rosto dela a expressão "Espere um pouco, por que você está pegando leve comigo?". Mas eu não estava pegando leve; a questão era que Ally ainda não estava preparada. Ela precisava experimentar mais.

Uma semana mais tarde Ally apareceu para a sessão.

– Isso está me consumindo! A gente se encontrou duas vezes na semana passada e estou tão apaixonada por ele... O que devo fazer?! Eu quero um namoro sério. Mas que tortura!

Ally era uma comunicadora passiva. Ela evitava conversas difíceis a todo custo. Achava melhor guardar para si do que se expor. A maioria dos comunicadores passivos evita expressar e compartilhar o que *realmente* sente. Essas pessoas tentam não discordar dos outros porque temem que o conflito se agrave, ou que a conversa tome um rumo indesejado. Ally não conseguia suportar a ideia de compartilhar como se sentia e depois talvez ter que encarar a decepção de ouvir que ele não estava tão apaixonado quanto ela.

– Eu não consigo. Não vale a pena. Só preciso aceitar melhor que meu lance com ele é meio enrolado mesmo.

Ally, como muitos comunicadores passivos, se convenceu de que compartilhar seus sentimentos é algo que não vale a pena. Ela estava priorizando a experiência dele, acatando o que *pensava* que ele queria, e tentava passar a imagem de alguém flexível, que segue o fluxo, mesmo que estivesse bem longe de se sentir assim. Isso estava cobrando dela um preço alto.

– Ally, o que você teme que aconteça se disser o que sente? – perguntei.

– Não sei. Talvez ele fique chateado e termine. Talvez ele ache que rotular o que a gente tem acabaria estragando tudo.

A ferida de segurança de Ally estava sendo revelada. Muitas pessoas com feridas de segurança tornam-se comunicadoras passivas. Foram ensinadas por suas experiências passadas que não é seguro compartilhar, falar ou perguntar coisas. Aprenderam que, quando se expressam, podem encontrar hostilidade, atitude defensiva, tentativas de dominação, abuso, crítica ou desdém. Evitar *é* seguro. Compartilhar é ausência de segurança.

– Em que outro momento você achou arriscado falar o que sentia? – perguntei.

– Com minha mãe? – retrucou ela.

– Eu acho que sim, Ally. O que você aprendeu sobre comunicação com sua mãe?

– Que não é algo seguro – respondeu ela. – Que não serei ouvida, que se eu falar só vou piorar as coisas, que devo deixar tudo como está e não dizer nada.

– Pois é – concordei. – Você aprendeu que se comunicar com sua mãe não era algo seguro. E isso é verdade. Vimos mais um exemplo disso meses atrás, quando você foi passar o fim de ano com ela. Sua mãe não dá espaço para você se abrir completamente e se sentir bem recebida. Mas evitar a comunicação com todo mundo também não é a solução. Você precisa aprender a discernir com quem pode compartilhar e então criar a coragem necessária para transmitir o que realmente quer dizer.

Agora Ally estava pronta. Ela ainda não amava a ideia, mas estava começando a ver que tentar uma comunicação mais clara e assertiva era um passo importante. Ally precisava reconhecer sua ferida de segurança, perceber como a ferida era um limitador para a sua comunicação e reconhecer que a passividade dela não apenas impedia que ela fosse ouvida, vista e compreendida pelos outros como também a impedia de se observar e se reconhecer totalmente. Esse trabalho fazia parte da recuperação de sua voz, retirada dela havia muito tempo num ambiente familiar que lhe era inseguro.

– Certo, vamos apenas supor, está bem? – sugeri. – Considerando que você esteja em circunstâncias perfeitas, ou seja, que não precise ter medo de nada e essa conversa aconteça exatamente do jeito que você quer, o que gostaria de comunicar? Fale como se estivesse conversando com ele.

– Eu realmente gosto de você e não estou a fim de sair com outras pessoas. Queria saber se você sente o mesmo. – Ally me olhou à espera de um veredito.

– Muito bem! – falei. – Você compartilhou seus sentimentos e perguntou sobre os dele. Iria se aprofundar mais com base no que ele respondesse, mas foi um ótimo início.

– E se as circunstâncias não forem perfeitas? – perguntou ela.

– Sempre é a circunstância perfeita para honrar sua voz, Ally.

Ally tinha acabado de participar comigo de um jogo chamado "Eu faria isso se...", que é jogado por bilhões de pessoas em todo o mundo. *Eu faria isso se [conseguisse o resultado que quero]*. Só que algo muito poderoso acontece quando substituímos *Eu faria isso se...* por *Eu honro a minha voz em qualquer situação*. Profundo, não é?

Honrar a sua voz independe de outra pessoa ouvir você ou não. Honrar a sua voz requer que *você* ouça a si mesmo – sempre. Para Ally, isso significava ouvir a si mesma e escutar que ela queria um namoro sério. Honrar a voz de Ally significava compartilhar isso com o homem com quem ela estava saindo. Não importava se ele iria concordar ou querer aquilo também (embora fosse bastante provável que sim); o que importava era ela se ouvir e escolher expressar seus anseios.

Fortalecer a sua voz envolve prática contínua. Quando você aprende a evitar a comunicação e aceita adotar uma atitude passiva, também aprende a desvalorizar sua experiência e sua verdade. À medida que for desenvolvendo sua comunicação saudável, é importante seguir os mesmos passos pelos quais levei Ally.

O que você está realmente tentando dizer? Não faça rodeios. Não se desculpe desnecessariamente nem assuma a responsabilidade por algo que não deveria. Seja claro em sua mensagem. A maioria dos terapeutas sugere usar mais a palavrinha "eu". Sugere contar à outra pessoa o que você está sentindo em vez de comentar sobre os sentimentos dela. Ally precisava trocar "Não sei se *você* quer um namoro sério" por "*Eu* estou muito feliz com nosso relacionamento e gostaria que começássemos a namorar".

Que tal tentar também? O que você gostaria de honrar, mas tem evitado dizer? Lembre-se: não estou pedindo que diga isso em voz alta para alguém neste exato momento. A ideia é simplesmente honrar sua voz para si mesmo.

- Algo que venho evitando dizer é _____.
- O que eu realmente quero é _____.
- Reconhecer isso para mim significa _____.

O próximo passo é entender sua limitação. A limitação é o que impede você de ir adiante, de usar uma comunicação assertiva. Para Ally, era sua ferida de segurança. Ela não sabia que não havia problema em se expressar e se abrir. Quando olhava para o passado, via muitas evidências de que se abrir só piorava as coisas. O que está em jogo para você? O que você teme que aconteça? Consegue perceber quais são as influências do seu passado?

- No passado, quando eu revelava alguma coisa importante, o que acontecia era _____.
- O que me ensinaram sobre expressar meus sentimentos foi que _____.
- O que eu temo que aconteça hoje é _____.

A próxima etapa é muito importante. É a hora do discernimento. É quando você avalia se o ambiente e a pessoa são realmente seguros ou não. É um momento que pode ser desafiador e confuso, então, na dúvida, priorize sempre a sua segurança. Ou seja, não se abra até se sentir seguro. Como não estou no consultório de terapia com você e não conheço a sua história, não posso orientá-lo sobre o discernimento tanto quanto eu gostaria, mas por enquanto uma coisa que você pode explorar é observar o que acontece no seu corpo quando você está em segurança e quando *não* está. Imagine que está numa situação em que se sente muito livre, confortável e confiante. Pode ser na sua cama, embaixo do cobertor. Pode ser numa caminhada em meio à natureza. Pode ser abraçando seu cachorro ou conversando com sua melhor amiga no sofá. Ao mentalizar isso, observe as sensações no seu corpo.

- Quando imagino que estou _____, eu sinto _____.

Agora visualize algo que amedronta você. É medo de altura? Ou talvez uma tarântula andando na sua pele? Pode ser falar em público ou ficar num lugar fechado. Não mentalize por muito tempo, só o suficiente para perceber a diferença nas sensações.

- Quando imagino que estou _____, eu sinto _____.

Não estou sugerindo que você evite algo só porque sente uma tensão no peito ou suas mãos suam. Algumas das nossas maiores vitórias acontecem quando enfrentamos as conversas mais difíceis, aquelas que nos deixam nervosos, ou quando fazemos coisas que nunca tínhamos conseguido fazer. Mas uma boa maneira de começar é perceber o que nosso corpo está nos dizendo. Alcançamos sabedoria e cura quando descobrimos o que devemos suprimir ou não, mas por ora é importante apenas notar as diferenças.

No caso de Ally, levamos em conta o que sabíamos sobre o homem com quem ela estava saindo. Mesmo que o coração dela disparasse sempre que falávamos sobre a conversa franca que ela poderia ter com ele, todas as evidências diziam que ele estava disposto a ouvi-la e a conversar sem transformar aquilo numa briga. Isso não significava que ela obteria a resposta que estava esperando, mas acreditávamos que ele permaneceria gentil, calmo e centrado.

Ally se convenceu. E apareceu muito alegre na sessão seguinte.

– Ele quer um namoro sério! – exclamou.

Nós duas sorrimos. Com o tempo, Ally e seu novo namorado aprenderiam um pouco mais sobre cada um. Essa é a beleza da comunicação, e é isso que ela pode fazer por você também. Ainda não era o momento certo para Ally compartilhar o porquê de sempre ter tido uma comunicação passiva, mas com o tempo ela começaria a compartilhar mais detalhes. O comprometimento de Ally com uma comunicação mais saudável seria uma prática contínua. Afinal, ela estava no caminho da passividade havia muito tempo. Talvez esse também seja o seu caso, mas com a prática você pode aprender que existem, sim, pessoas que querem e sabem ouvir a sua voz, e que é seguro se abrir com elas.

## HONRE OS OUTROS

Trish chegou ao meu consultório pronta para resolver um problema.

– Meus amigos vivem me dando um toque sobre o meu comportamento e acho que preciso discutir isso com você.

Trish tinha paralisia cerebral e cresceu com pais que negavam que havia algo fisicamente diferente nela quando criança.

– O que aconteceu? – perguntei.

– Não é a primeira vez que ouço isso, então preciso levar isso em conta. Meus amigos acham que sou rude. Que sou muito direta. Sei lá, eles dizem que não mostro nenhuma empatia ou solidariedade quando pedem a minha opinião. – Trish fez uma pausa. – Por que pedem a minha opinião se não querem me ouvir? Enfim, eu queria investigar melhor isso porque é óbvio que há alguma coisa errada.

Trish vinha recebendo feedbacks sobre a maneira como se comunicava. Seus amigos e as pessoas que a amavam diziam que ela não demonstrava consideração, compaixão, preocupação nem empatia quando falava. Eles a procuravam para desabafar sobre a vida, sobre o trabalho ou para pedir uma opinião sobre a roupa que deveriam usar no próximo encontro. E, qualquer que fosse o assunto, Trish era insensível e arrogante.

– Eles estão dizendo que sou sincera até demais. Você acha que é verdade? – perguntou.

– Não tenho certeza, Trish. Podemos nos aprofundar um pouco nisso? – perguntei. Trish fez que sim. – Você sabe por onde eu quero começar, não sabe?

– Aposto que tem alguma coisa a ver com a minha família. – Trish sorriu. Sorri de volta.

– Bom, podemos analisar a comunicação no seu círculo familiar? – perguntei. – O que você aprendeu sobre comunicação quando era mais nova?

– Que ela não existia – respondeu Trish. – Não acontecia. As pessoas evitavam falar sobre tudo e nunca reconheceram o que eu precisava que tivessem reconhecido.

– E como você se sentia em relação a isso? – indaguei.

– Eu odiava. Ficava ressentida. Só queria que eles fossem diretos comigo. Só queria que eles chamassem a minha paralisia cerebral pelo nome.

Queria que parassem de se esconder e de me proteger de tudo. A negação deles, a negação do que para mim era óbvio, mais me prejudicou do que protegeu.

Trish havia pegado o caminho oposto quando se tratava de comunicação. Via como seus pais se comunicavam com ela e decidiu fazer algo totalmente diferente. *Sempre serei direta. Nunca vou evitar conversas difíceis. Sempre vou dizer às pessoas como as coisas são. Sei como é doloroso ser protegido da verdade.* Era isso que ela repetia silenciosamente. Mas Trish não percebeu que estava exagerando. Ela havia se tornado uma comunicadora agressiva.

As pessoas que têm uma ferida de pertencimento nem sempre vão se comunicar da mesma forma, mas o que sabemos é que a sua forma de se comunicar será uma tentativa de pertencer ou de manter a narrativa de que elas não pertencem. Ou você se ajusta para tentar se encaixar ou se comporta de um jeito que vai acabar mostrando que a história da ferida é verdadeira.

Trish estava se comunicando da segunda maneira, e aquilo estava afastando as pessoas. O que ela via como objetividade os outros viam como agressividade. Seus amigos já estavam até evitando chamá-la para sair com eles. Esse caminho de oposição estava levando Trish a se sentir excluída. Sua ferida estava totalmente exposta, mas dessa vez ela aprenderia a curá-la.

– Eu sei que você quer ser direta com as pessoas que ama, mas fico imaginando se não existiria um meio-termo. Será que você não conseguiria ser honesta e assertiva ao mesmo tempo que leva em consideração o que a outra pessoa está sentindo? – perguntei. – Parte do que foi doloroso para você durante a infância foi a falta de consideração pela *sua* experiência. Você queria que os seus pais se conectassem com o que *você* precisava em vez de se conectarem com o que *eles* precisavam. Você não acha que de alguma forma está repetindo esse padrão? Seus amigos estão pedindo mais sensibilidade de você. Talvez parte do seu crescimento aqui seja honrar a necessidade das pessoas da mesma forma que você tanto desejou lá atrás.

Trish concordou. Ela havia se identificado com aquilo.

– É muita coisa para processar – falou. – Mas entendo o que você disse e acho que está certa.

Uma amiga de Trish estava passando por um término de relacionamento. Trish me contou que tinha dito a essa amiga que ela era uma idiota por ter ficado tanto tempo com o namorado e que tinha sido bom o namorado ter terminado com ela, já que a amiga nunca teria tomado essa atitude. Eita.

– O que você teria dito no meu lugar? – Trish me perguntou.

A verdade é que eu poderia ter respondido de várias formas diferentes, mas disse a Trish algo como:

"Sinto muito por você estar sofrendo. Términos são mesmo difíceis, e estou aqui caso queira conversar a respeito." Isso já seria o suficiente.

O que Trish teria que aceitar era que não ser agressiva não significava ser evasiva.

– Existe um trabalho a ser feito aqui, você não acha? – perguntei. – Estamos falando dos seus amigos. Pessoas que estão na sua vida há um bom tempo. Pessoas que você ama e em quem confia. Só o fato de eles se sentirem à vontade para dar esse toque já diz muito. O que será que você precisa reconhecer e admitir?

– Admito que fui rude. Preciso reconhecer que fui grosseira e insensível. Fui injusta com eles. Agora entendo por que querem se afastar de mim.

– Você acha que seria bom para você se desse a eles alguma pista de por que estava se comunicando assim? Quem sabe, compartilhando com eles como isso ativa a sua ferida de pertencimento?

Trish começou a chorar. De muitas formas, seus amigos eram sua família. Ela começava a perceber que aquela era uma oportunidade de se abrir, curar sua ferida *e* honrar os outros.

Trish precisava substituir sua comunicação direta e rude por preocupação, cuidado e empatia, mas antes de mexer sua varinha de condão ela precisaria entender o que a estava afastando de um estilo mais gentil. Ela repetiu em voz alta:

– Não ser agressiva não significa que estou sendo evasiva.

Ela ainda precisava se convencer disso completamente, mas havia uma verdade nessa declaração para a qual ela estava se abrindo. Se continuasse a ver a agressão como a antítese do comportamento evasivo, ela se magoaria e magoaria os outros. Ela precisava pensar sobre o impacto que seu comportamento estava causando nas pessoas, não simplesmente impor a verdade a qualquer custo.

Não é incrível que nossas feridas possam ser ativadas em diferentes momentos da nossa vida, e que em cada ativação exista uma oportunidade de cura? Trish pôde expressar sua vulnerabilidade e, como já esperávamos, seus amigos a acolheram.

O caminho de Trish pode não ser exatamente igual ao seu, mas você consegue perceber como sua ferida, seja qual for, afeta sua maneira de se comunicar com as pessoas que fazem parte da sua vida? Avalie como o seu desejo de pertencer, igual ao de Trish, afeta a sua comunicação. Você concorda com o que todo mundo quer para nunca perturbar o equilíbrio e se encaixar num grupo com mais facilidade? Você é mais incisivo para garantir que seja aceito? Reflita o máximo que puder. Explore também como a comunicação foi ensinada a você, como os adultos se comunicavam entre si e com você quando era criança, e como esse estilo de comunicação afetou seus relacionamentos de modo que você pudesse sentir que pertencia.

### CONECTE-SE CONSIGO MESMO E COM OS OUTROS

Veronica chegou pontualmente para a sessão.

– Como vão as coisas? – perguntei.

Eu estava curiosa para saber se ela e o namorado tinham conseguido superar o conflito de uma semana atrás e se ela havia tentado expressar suas necessidades emocionais em vez de fazer críticas.

– Não falo com ele há uma semana – respondeu ela.

– É mesmo? E por quê? – indaguei.

– Ele sabe que estou brava. Tentou falar comigo, mas não atendi suas ligações nem respondi às suas mensagens. Provavelmente vou responder nos próximos dias.

Veronica estava sendo passivo-agressiva na sua comunicação. Em vez de conversar ela estava dando um gelo no namorado e mandando seu recado com essa atitude. Estava criando uma hierarquia no relacionamento, segundo a qual ela estava no topo e o parceiro abaixo dela, pedindo perdão e se desculpando por algo de que ele não precisava se desculpar. Esse jogo era uma tentativa de Veronica de se manter no controle.

Comunicadores passivo-agressivos expressam seus sentimentos de maneira indireta em vez de se expressarem abertamente. Eles podem usar palavras para dizer uma coisa e a atitude para comunicar outra. Um exemplo é uma pessoa que diz que está bem com algo, mas evita olhar nos seus olhos. Ou alguém como Veronica, que se fecha inteiramente e comunica sua raiva ou frustração por meio do silêncio. A comunicação passivo-agressiva nega amor e proximidade à outra pessoa como forma de punição.

– Por que você está punindo seu namorado? – perguntei.

Veronica não tinha resposta. Ficamos sentadas ali pelo que eu suponho ter sido uma eternidade para ela. Eu não pretendia preencher o silêncio entre nós duas. Queria que ela refletisse sobre aquela pergunta e respondesse quando estivesse pronta.

– Eu acho que quero magoar quando estou magoada – disse ela.

– Você mencionou que provavelmente vai voltar a falar com ele dentro de alguns dias. Como sabe que chegou a hora de responder quando está punindo desse jeito? – questionei.

– Eu respondo quando ele está suplicando. É quando sei que ele fará qualquer coisa para melhorar. Fará qualquer coisa para eu perdoá-lo e voltar com ele de bom grado.

A ferida de merecimento de Veronica era evidente, mas ela ainda não conseguia vê-la. Ela usava a comunicação passivo-agressiva para levar o outro a um ponto em que, desesperado por conexão, se curvaria a ela e a colocaria num pedestal. Isso, na cabeça de Veronica, provava seu valor.

Definitivamente essa NÃO é a melhor maneira de provarmos nosso valor. É uma forma de reafirmar poder sobre outra pessoa que cria a ilusão de merecimento e, ao mesmo tempo, menospreza um relacionamento e as pessoas envolvidas.

No entanto, Veronica aprendeu que a comunicação passivo-agressiva concedia o que ela queria, ao menos era assim que ela pensava. Quando se comportava desse jeito, ela levava vantagem. Quando as pessoas lutavam para reaver sua atenção, ela sentia que era boa o bastante. Sentia que era especial, importante e valorizada pela outra pessoa. Sua comunicação passivo-agressiva foi projetada para proteger sua ferida de merecimento, mas em vez disso estava causando o fim dos seus relacionamentos.

Quando o namorado de Veronica se recusou a passar no mercado, isso ativou sua ferida de merecimento. Sua reação foi tornar-se passivo-agressiva: *Vou lhe dar uma bela de uma lição e aí vamos ver quão importante sou na sua vida.* Mas o que aconteceu nessa situação é que Veronica nunca tinha sentido de verdade os próprios sentimentos e nunca falara sobre eles. Nunca havia se conectado consigo mesma nem abordado sua ferida, então não tinha como se conectar verdadeiramente com o namorado nem como comunicar sua mágoa e seus sentimentos de inferioridade aos outros. Se não se comunicasse consigo mesma e com o parceiro, Veronica não estaria no caminho da cura.

Já que nossa terapia era sua última tentativa de melhorar as coisas, era agora ou nunca.

– A sua comunicação passivo-agressiva é uma das coisas que a impedem de se sentir merecedora – falei. Veronica olhou para mim, chocada. – Como você se sente quando se comporta dessa forma? Como se sente quando trata dessa maneira alguém que você diz que ama?

– Eu me sinto péssima. Fico com nojo de mim mesma.

Ficamos em silêncio por um instante enquanto eu a deixava sentir o impacto das próprias palavras.

– O que você acha que sentir nojo de si mesma faz pela sua ferida de merecimento?

– Só piora a ferida – respondeu ela. – Na verdade, não acho que sou merecedora de amor e companheirismo quando me comporto assim. Na verdade, acho que ele deveria me deixar.

Poder e controle são tentativas de proteção. Mas suas feridas não são realmente protegidas quando você conquista poder e controle por meio de manipulação. Veronica não se sentiria mais valorizada se forçasse as pessoas a provarem o seu valor. Ela só se sentiria mais valorizada se gostasse de si mesma e parasse de ter atitudes que a enchiam de vergonha.

– Quero parar de agir assim – disse ela. – Agora percebo como fico testando e afastando as pessoas. Por mais que eu realmente queira acreditar que tenho valor, hoje vejo que na realidade estou me esforçando para provar o contrário. As evidências que eu achava que provariam meu valor não significam nada.

Esse foi um grande avanço para Veronica. Foi doloroso e intenso. O namoro acabou sendo desfeito, mas em muitos aspectos era importante ela vivenciar essa consequência. Agora ela estava comprometida a mudar seu jeito de falar com as pessoas. Quando estivesse magoada, agiria com mais calma e se conectaria com o que realmente gostaria de expressar. Isso exigiu algum esforço, mas, no meio de uma situação dolorosa, ela passou a procurar sua ferida de merecimento e observar seu desejo de partir rapidamente para a comunicação passivo-agressiva. Em vez de manter a posição de *Como posso me proteger* ela adotou a atitude de *Como posso me conectar com esse relacionamento e protegê-lo?* Pense sobre isso.

Independentemente de qual seja o relacionamento, essa é uma boa pergunta a considerar. Como posso falar com você e ao mesmo tempo *nos* proteger? Profundo, não? Não se assuste com isso. A questão é que existe você e existe a outra pessoa, e como cada um sente e experiencia o momento é igualmente importante. Sei que nem sempre nos lembramos disso em toda conversa ou conflito, ainda mais quando as coisas ficam acaloradas. Mas imagine quanto esse pensamento pode mudar sua comunicação nos relacionamentos. Se você mantiver isso em mente antes de afirmar como está se sentindo, o que vai acontecer? Considerar o *nós* não diminui a sua experiência. Não se trata de colocar os outros antes de você. Trata-se de trazer seus relacionamentos para mais perto de si.

Qualquer que seja a ferida com a qual você tenha se identificado, consegue ver de que maneira sua comunicação passivo-agressiva tenta confirmar ou negar a história da ferida? Será que você se torna passivo-agressivo numa tentativa de fazer com que os outros leiam nas entrelinhas, para que assim não tenha que confrontar algo incômodo para você? Consegue perceber como o tipo de comunicação que você aprendeu na sua família de origem afeta sua interação com as pessoas atualmente?

Lembre-se: você e a outra pessoa estão no mesmo time. Na verdade, quando não estão um contra o outro, quando não se trata de você *versus* eu, o companheirismo pode substituir o desentendimento. Quando nos afastamos de uma comunicação destrutiva, damos a nós mesmos e aos outros a oportunidade de sermos vistos, ouvidos e compreendidos. Damos a nós mesmos e aos outros a oportunidade de ver o que está acontecendo pelas lentes sistêmicas novamente. Essa é uma bela mudança rumo a um vínculo mais forte.

## SEJA ESTÁVEL

Anteriormente, falei sobre Miyako e Jin. Ele tinha uma ferida de segurança. Você ainda não tem muitos detalhes sobre Miyako, mas saiba que sua ferida era de priorização. Talvez isso não o surpreenda, dada a dinâmica do casal e o desejo dela de que Jin priorizasse o noivado e o casamento deles.

– Há dias em que Miyako está bastante equilibrada, mas às vezes fica me cobrando sobre o nosso futuro. Achei que tínhamos combinado que tomaríamos essa decisão juntos e com calma.

Jin estava chateado com as conversas que vinham tendo fora da terapia e com alguns conflitos recorrentes.

– Miyako, você sabe de que Jin está falando? – perguntei.

– Sei. Ele está chateado porque insisto em ter as conversas que havíamos prometido ter um com o outro.

Jin se intrometeu:

– Isso não é verdade. Não estou chateado por falar sobre o nosso futuro. Estou chateado com o jeito como você vem falando comigo. Estou chateado porque num dia você parece sensata e no outro está gritando comigo, dizendo que preciso superar minha ferida de segurança, debochando dela. Aí no dia seguinte me ignora. Isso não está certo.

Miyako estava adotando um estilo de comunicação desorganizado. Em outra época ela teria comunicado coisas diferentes em dias diferentes. Mas agora estava variando dentro dos estilos de comunicação: num dia se comunicava com cuidado e preocupação, no outro se tornava agressiva e depois passivo-agressiva. Isso fazia com que Jin se sentisse inseguro, mas eu queria entender melhor o que estava acontecendo com Miyako.

Miyako era filha única e seus pais viviam preocupados quando ela era mais nova. Eles gastavam muita energia no trabalho e não tinham tempo para Miyako. Além disso, o pai vivia apostando dinheiro e qualquer intervalo fora do trabalho era dedicado a esse vício.

Quando ele ganhava no jogo, era gentil, amável e afetuoso. Comprava coisas legais para Miyako e ficava muito animado. Contava como tinha sido o seu dia e se interessava em saber como a filha estava. Mas quando perdia ficava furioso e inacessível. Dizia que queria ser deixado em paz, não ser incomodado, e muitas vezes se irritava quando Miyako tentava se aproximar dele. Ela corria para a mãe em busca de conforto, mas sua mãe era ocupada demais para cuidar das necessidades emocionais da filha.

Eu já tinha descoberto isso sobre a infância dela, então presumi que a forma desorganizada de Miyako se comunicar com Jin era uma repetição do que ela vira em casa quando era mais nova. Miyako fora deixada com uma ferida de priorização e usava todos os tipos de comunicação possíveis para ser priorizada a qualquer custo.

Embora nem todas as pessoas com uma ferida de priorização se comuniquem da mesma forma, faz sentido que tentem de tudo para conseguir o que querem. *Se eu for evasiva, serei priorizada? E se for agressiva? E se for calma, gentil e sensata? Nada disso deu certo ainda? Vamos fazer tudo de novo.*

Miyako estava tentando de tudo com Jin. E, embora tivessem feito algum progresso, não era no ritmo que ela queria. Mesmo que estivéssemos trabalhando pelos objetivos do casal, a ferida de priorização de Miyako estava ativada e, nas suas tentativas de se comunicar, ela estava na verdade atirando para todos os lados. Além de não estar funcionando, esse método também ativava a ferida de segurança de Jin. As tentativas desorganizadas de Miyako de se comunicar com ele estavam enclausurando Jin cada vez mais dentro de si mesmo. Afinal, ele estava tentando encontrar segurança num cenário de caos e ameaças, uma experiência que conhecia muito bem.

Quando chegamos ao cerne de uma questão durante a terapia, pode ser que o processo desacelere um pouco. Começamos descobrindo algo que estava escondido havia muito tempo, e com isso um indivíduo ou casal que achava que resolveria um problema em poucas semanas acaba se demorando bem mais. É claro que isso pode ser frustrante, mas é muito melhor tomar uma decisão com base em todo um contexto do que em parte dele.

— O ritmo da terapia está atrasando seus planos, não é verdade? — perguntei a Miyako.

Ela assentiu.

Eu entendia a frustração de Miyako e também lembrei a ela o motivo de termos escolhido ir devagar.

— Miyako, o que você está realmente tentando comunicar ao Jin? — indaguei.

Ela pensou por alguns segundos e então me encarou.

– Na verdade não sei – respondeu, perplexa.

– Certo – falei. – O que você quer que o Jin comunique a você?

– Que eu sou prioridade para ele. Que nosso relacionamento é importante. – A resposta dela estava na ponta da língua. – Mas ele não me mostra isso.

– Ele não está mostrando isso ou não está mostrando rápido o suficiente? – perguntei.

Pude perceber que ela não gostou muito da pergunta, mas respondeu mesmo assim:

– Acho que não rápido o suficiente.

Fiz essa pergunta porque já vinha trabalhando com Jin e Miyako havia algum tempo e sabia que Jin estava, sim, priorizando Miyako e o relacionamento dos dois. Ele estava trabalhando incansavelmente na direção de um noivado e estava fazendo isso por vontade própria. Ele não queria se casar para se livrar das cobranças. Queria se casar porque ambos tinham um relacionamento profundo de amor, desejo, respeito e comprometimento. Ele estava quase pronto, mas a ferida de priorização de Miyako era ativada sempre que ela via seus amigos noivando ou se casando. Primeiro ela tentava forçar Jin a pedi-la em casamento falando com ele de maneira calma e educada. Mas Jin podia sentir que aquilo não era natural. Então ela ficava agressiva e, quando via que não funcionava, tornava-se passivo-agressiva.

Comentei com ela que sua comunicação desorganizada era como a do pai.

– Você já tinha percebido isso? – perguntei.

Miyako ficou perplexa e começou a chorar.

– Ai, meu Deus... – Ela tentou se recompor, mas as lágrimas continuaram a cair. Depois se virou para Jin. – Eu sinto muito. Sei como é e não quero nunca que você passe por isso. Acho que, quando me sinto com medo e insegura, tento de tudo para conseguir sua atenção e para você me priorizar.

– Mas eu estou priorizando você, Miyako. Eu amo você. Não vejo a hora de passarmos o resto da vida juntos. Apenas quero garantir que tudo aconteça de um jeito estável e bom para nós dois.

Jin estava sendo sincero. E Miyako estava mesmo assustada. Ela não queria ser iludida, e não queria se sentir envergonhada e desapontada no fim de tudo. Mas, em vez de trazer à tona os seus medos para que ambos pudessem se expressar abertamente, ela os comunicava de um jeito que só criava caos, desentendimento e ainda mais dúvidas. E esse era um cenário que ela conheceu muito bem durante a infância.

Abordamos as duas feridas naquela sessão, com um olho na ferida de segurança de Jin e outro na ferida de priorização de Miyako. Ambos tiveram que ser claros sobre o que precisavam comunicar um ao outro de maneira sensata e objetiva. Como tinham noção de suas feridas de origem, começaram a perceber a reatividade em si mesmos e um no outro, e a substituíram por curiosidade. Foi bonito ver isso.

A curiosidade deles possibilitou inúmeras novas conversas. Eles estavam empenhados em se comunicar com sinceridade, abertura e transparência. Claro que tinham seus momentos de conflito e desentendimento, mas o que eles construíram era forte e ambos se sentiam confiantes para seguir em frente. O que afirmavam um para o outro era algo em que se podia confiar. *Essa* foi a vitória. Qualquer pessoa pode dizer "Sim", mas sentir um profundo senso de confiança atrelado a esse "Sim" faz uma enorme diferença, e foi isso que fez Jin se sentir seguro e Miyako se sentir priorizada.

Você consegue avaliar quão estável é sua comunicação? E como seu passado dificultou sua objetividade? É capaz de se expressar com clareza em vez de conduzir uma conversa com desorganização e caos?

Lembre-se: a primeira coisa que você precisa deixar clara é o que realmente está tentando dizer. O que você está tentando comunicar à outra pessoa? No começo, essa era uma grande dificuldade para Miyako. Se também for difícil para você, a minha próxima pergunta pode ajudar: o que você espera que a outra pessoa lhe comunique? Isso pode aproximá-lo um pouco mais das suas necessidades emocionais.

Se você pudesse substituir uma comunicação desorganizada por clareza, gentileza e objetividade, que frase gostaria de dizer e o que gostaria de ouvir em resposta?

✻

O objetivo é que possamos honrar a nós mesmos e os outros em todos os nossos relacionamentos por meio de uma comunicação eficiente. Conseguir trazer à tona a nossa voz, mesmo que ela esteja trêmula, é uma vitória imensa. E conseguir fazer isso enquanto você se preocupa com o impacto que as palavras terão na outra pessoa é uma demonstração muito bonita de respeito e amor.

## O caminho para se expressar com clareza

Como você já deve ter percebido, qualquer ferida pode combinar com qualquer estilo de comunicação. Alguém com uma ferida de segurança, como Ally, pode se comunicar passivamente para evitar um conflito, mas outras pessoas com a mesma ferida podem se tornar agressivas, já que acreditam ser a única forma de se manterem em segurança. É possível que pensem: *Se eu for maior, mais barulhento e mais agressivo que o meu inimigo, então estarei protegido*. Quem tem ferida de pertencimento, como Trish, pode se comunicar de maneira passiva ou agressiva, dependendo do ambiente. Se para pertencer for necessário ser bonzinho, então um estilo passivo fará sentido. Talvez você use um estilo com uma pessoa e outro estilo com outra. Mas o que eu quero que você comece a notar é como reage quando sua ferida está sob ataque e o que você faz para proteger essa ferida e ser visto, ouvido e compreendido.

Quero explorar com você algumas coisas. Pense num relacionamento seu que tenha falhas de comunicação. Por enquanto se concentre num único relacionamento, mas pode repetir o exercício quantas vezes quiser. Quero que você identifique o estilo de comunicação que usa quando entra em conflito com essa pessoa. Sua comunicação é passiva, agressiva ou passivo-agressiva? Ou por acaso é as três coisas ao mesmo tempo, ou seja, desorganizada? De que maneira essa sua atitude é um mecanismo de defesa?

Agora quero que pare um pouco e pense nos estilos de comunicação que existiam no seu círculo familiar quando você era mais novo. O seu estilo de comunicação atual é uma réplica ou a antítese do que você observou no passado? Lembra como foi importante para Trish ver que ela estava seguindo o caminho da oposição? Olhe para dentro e veja se está tentando fazer algo semelhante.

Pensando no relacionamento que você escolheu analisar, veja se consegue identificar a ferida que se ativa quando a comunicação falha. Como essa ferida dificulta uma comunicação clara e direta? Essa é uma questão muito importante. Nesse exercício, Ally pensaria no seu relacionamento com a mãe e perceberia que sua ferida de segurança, quando ativada, impedia sua comunicação clara e direta. Ela achava que não poderia ser direta, do contrário receberia de volta uma atitude defensiva e manipuladora. Já no caso de Veronica, ela pensaria na relação com o namorado e diria que o maior impedimento para a comunicação era sua ferida de merecimento. Ela tentava comprovar o comprometimento do parceiro por meio de testes, não por uma comunicação eficiente.

Esse é um conhecimento profundo, mas não acaba por aqui. Ele deve ser usado para começar a formular suas necessidades e para comunicá-las com clareza. O objetivo é transformar sua reatividade emocional em comunicação clara, gentil e direta. *O que você está realmente tentando dizer?* Como expliquei neste capítulo, antes de falar qualquer coisa, o seu objetivo é conseguir ser claro sobre o que está tentando dizer, mas para isso acontecer você terá que cavar mais fundo. Sei que pode parecer muita informação para levar em conta antes de dizer qualquer coisa, mas estamos na reta final, e se você quiser fazer mudanças consideráveis na sua vida, terá que pegar pesado.

A verdade é que você está aqui para isso mesmo. De fato, é muita informação para processar durante uma conversa ou um conflito. É muito difícil pedir licença no meio de uma briga, sacar este livro e seguir o passo a passo. Já pensou se fosse assim? Então vamos trabalhar agora. Arregace as mangas e continue conhecendo a si mesmo, suas feridas, seus conflitos e estilos de comunicação. Deixe suas necessidades se tornarem claras para você. Quanto mais você se conhecer, mais fácil será lidar com isso quando chegar a hora.

### SUA LIBERDADE

Há alguns anos li uma citação da sempre impressionante produtora, roteirista e escritora Shonda Rhimes, que resumiu para mim por que a comunicação é tão importante. Eis o que ela disse: "Não importa quão difícil seja uma conversa, eu sei que do outro lado dessa conversa difícil está a paz. O conhecimento. Uma resposta concedida. Um caráter revelado. Um cessar-fogo. Um desentendimento resolvido. A liberdade está do outro lado das conversas difíceis. E quanto mais difícil a conversa, maior a liberdade."[39] Do outro lado das conversas difíceis estão as respostas, uma abertura para seguir em frente e, como disse Rhimes, a liberdade. Porém, quero destacar algo aqui. Essa liberdade da qual ela fala requer autoconhecimento. Requer uma comunicação consciente. Não há muita liberdade quando você se expressa de um modo passivo, agressivo, passivo-agressivo ou desorganizado. Não há muita liberdade se as conversas difíceis que você tem acontecem quando suas feridas estão ativadas, no controle e dispostas a lutar. *Isso*, caro leitor e cara leitora, nos torna reféns. Nossa liberdade está do outro lado das conversas difíceis quando escolhemos abordá-las de maneira diferente.

A liberdade de Ally estava do outro lado de uma conversa sincera e reveladora com o homem que ela amava. A liberdade de Trish exigia que ela assumisse a responsabilidade por um estilo de comunicação que era um mecanismo de defesa, mas que a estava afastando de todos. A liberdade de Veronica exigia que ela parasse de ser passivo-agressiva e usasse sua voz para comunicar sua dor. E Miyako e Jin encontraram cada vez mais liberdade a cada conversa difícil que tiveram e que revelava mais sobre a história de cada um.

Nem sempre conversas difíceis darão o resultado que você quer, mas sempre oferecerão algo precioso. A vitória talvez não signifique que a outra pessoa ouviu você, mas pode significar que você se respeitou. A vitória talvez não signifique que a outra pessoa queira um compromisso, mas pode significar que você se abriu e se expressou, coisa que faz raramente. A vitória talvez não signifique que seus amigos queiram se reaproximar de você, mas pode significar que você se responsabilizou e se desculpou por algo que havia passado despercebido. Você muda seu estilo de se comunicar para respeitar mais a si mesmo e os outros. Você se torna mais livre quando escolhe não ser controlado pelas coisas do passado, que costumavam ditar as regras na sua vida. *Você* está no controle, nunca se esqueça disso.

# 10

# LIMITES

Durante grande parte da minha vida eu tive limites terríveis. Provavelmente isso não vai chocar você, mas, só para deixar bem claro, fingir ser uma mulher sem necessidades não é a receita para limites saudáveis. Eu mantinha a minha pose de "garota legal" ao fingir que estava bem com tudo. Estava convencida de que se estabelecesse um limite, isso significaria que um parceiro iria me deixar ou um amigo ficaria desapontado e chateado comigo. Isso era algo intolerável para mim. Eu queria preservar os relacionamentos a todo custo, mesmo que isso custasse o meu bem-estar. Queria me manter conectada às pessoas, mesmo que isso significasse ter que me desapontar ou me sobrecarregar. "Conexão" era uma tábua de salvação e, uma vez que eu tivesse certeza de que as pessoas estavam satisfeitas comigo, eu estaria segura.

Há um verso no poema "O convite", de Oriah, que diz o seguinte: "Quero saber se você desapontaria alguém para ser verdadeiro consigo mesmo."[40] Eu me lembro da primeira vez que li o poema e encontrei essa frase. Ela me levou às lágrimas. *Quero saber se você desapontaria alguém para ser verdadeiro consigo mesmo.*

Uau! Não era dessa maneira que eu estava vivendo. Eu estava me desapontando antes de desapontar os outros; eu tinha muito medo de perder minha conexão com eles, mesmo que essa conexão fosse falsa. Eu tinha medo de desapontar as pessoas porque cresci tendo que me dividir entre meus pais – desapontar um deles era sempre o resultado. E eu via a dor, a mágoa e o caos que isso gerava.

Você deve se lembrar que meus pais passaram por um divórcio que durou nove anos. Quando eu tinha apenas 7 anos, fui convidada pelo juiz a ingressar na sala de audiências. O juiz me disse: "Olá, Vienna, vou fazer algumas perguntas sobre os seus pais. A nossa conversa será gravada e tanto seu pai quanto sua mãe vão receber uma cópia." Ele começou a perguntar se eu gostava mais de morar com a minha mãe ou com o meu pai, qual casa eu preferia e onde me sentia mais confortável. Mas tudo que eu conseguia pensar era: *Meus pais vão ouvir minhas respostas, então como posso ter certeza de que não vou magoar ou desapontar nenhum dos dois?*

Essencialmente o que estavam me perguntando era: *Você vai escolher a sua mãe ou o seu pai?* Nunca me ocorreu que uma terceira opção fosse: *Como seria se você pudesse escolher a si mesma?* O fato de todo esse processo ter sido considerado apropriado me deixa perplexa, e infelizmente os limites terríveis que tive como resultado da minha ferida de segurança foram ainda mais agravados. Para deixar claro, nunca é responsabilidade da criança estabelecer limites saudáveis. É sempre responsabilidade dos adultos criar um ambiente para que limites saudáveis existam. Mas, na ausência de limites saudáveis, eu aprendi a proteger os sentimentos *deles* em vez de refletir sobre os meus.

Quando os adultos ao seu redor não têm limites saudáveis, você cresce num ambiente que lhe ensina a também não ter limites saudáveis. Escolher a si mesmo parece algo desconfortável, muito estranho, muito egoísta. Mas limites saudáveis não são egoístas, embora algumas pessoas argumentem que sim. Eles são atos de amor-próprio e autoconsideração, mas também são atos de respeito com os outros. Quem possui limites saudáveis está aberto às pessoas em quem confia, não compartilha em excesso; em vez disso, valoriza as próprias opiniões e as dos outros, comunica-se de maneira clara e direta, sente-se confortável para dizer não, ouve sem levar para o lado pessoal e respeita seus valores.

Como diz minha amiga e colega Nedra Glover Tawwab: "Os limites são feitos para preservar os relacionamentos."[41] Eles são linhas invisíveis entre você e todo o resto que não é você. São como um sistema de filtragem invisível que ajuda você a examinar o que está certo e o que não está certo numa relação. Eles ajudam a esclarecer as regras, expectativas e condições de um relacionamento para que você possa se sentir íntimo da outra pessoa e ao mesmo tempo seguro, protegido e respeitado. Os limites ajudam você a ensinar aos outros como quer ser tratado, o que é aceitável e o que não é, e o ajuda a dizer "Sim" quando a resposta é "Sim" e a dizer "Não" quando a resposta é "Não", para que não haja mágoa, esgotamento, frustração ou raiva.

Queremos estabelecer limites saudáveis na maioria das situações, mas é preciso reconhecer que existem momentos em que definitivamente se proteger é a maior das prioridades. Caso esteja vivendo numa dinâmica de abuso ou numa situação arriscada, não respeitar os seus limites pode ser o único jeito de salvar sua vida ou se manter seguro em determinado momento. O que está sendo dito neste capítulo é apropriado quando você se sente seguro onde está.

## Dois tipos de limites não saudáveis

Quando vejo clientes que precisam estabelecer limites, eles sempre se enquadram numa destas duas categorias: pessoas com limites porosos demais e pessoas com limites rígidos demais. Cada tipo é nocivo à sua maneira, então vamos examinar cada um deles.

### LIMITES POROSOS

Adoro os termos que a Dra. Alexandra Solomon usa para descrever os limites no seu livro *Loving Bravely*.[42] O primeiro, "limite poroso", representa bem a maneira como eu costumava me comportar. Eu era o típico exemplo de limite poroso. Era a pessoa que queria agradar, temendo decepcionar os outros. Não conseguia dizer "Não" e queria que todos ficassem bem comigo. Pessoas com limites porosos muitas vezes se envolvem em codependência, compartilham intimidades em excesso, procuram validação o tempo todo e aceitam ser maltratadas para tentar manter suas relações e ficar bem com todos. Limites porosos são como uma cerca quebrada. A estrutura da cerca ainda pode estar de pé, mas a madeira está podre, há buracos nela e o portão está com as dobradiças quebradas e não fecha. Qualquer coisa pode entrar ou sair à hora que quiser.

Pessoas com limites porosos normalmente evitam consertar suas cercas, já que isso ameaça e compromete algo. Elas têm medo de serem desgostadas. Não querem decepcionar, chatear ou magoar os outros. E lutam para lidar com a culpa que os outros jogam em cima delas – temem que, caso tomem uma posição, possam ser vistas como "difíceis" ou que os outros se afastem delas. Talvez você tenha um amigo ou amiga que nunca aceite "Não" como resposta e você acabe concordando para que não haja conflito. Ou talvez você atenda todas as ligações da sua mãe, independentemente de onde se encontre ou do que esteja fazendo, para não ter que se expor ao sentimento de culpa. Você vai aprender a lidar com isso mais tarde, mas por enquanto comece a observar quais relacionamentos na sua vida têm limites porosos.

## LIMITES RÍGIDOS

Por outro lado, quem possui limites rígidos *não* agrada a todos. São pessoas que tendem a evitar intimidade e proximidade. Elas podem relutar para se abrir e pedir ajuda, e podem ter dificuldades para confiar nos outros. Pessoas com limites rígidos protegem informações pessoais, evitam demonstrar vulnerabilidade e podem ter regras restritas que parecem inflexíveis e insensatas.

Em vez de uma cerca porosa, pense nos limites rígidos como um muro de concreto. Esse muro é tão alto que ninguém consegue ver a casa. Não há portões ou aberturas. A principal função desse muro é manter as pessoas afastadas. Não há meio de conexões acontecerem aqui.

Lembra-se de Mark e Troy? O comportamento evasivo de Mark é um exemplo de limites rígidos. Ele construiu todo aquele muro de concreto e Troy não conseguia chegar perto dele, contatá-lo ou saber quando ele voltaria para casa. Mark estava mantendo Troy à distância para tentar se proteger de se sentir criticado.

Pessoas com limites rígidos costumam evitar destruir seus muros, já que isso ameaça e compromete algo. No centro dos limites rígidos existe o medo de ser ferido. Pessoas com limites rígidos priorizam se proteger, porque suas experiências passadas lhes ensinaram que, quando deixam alguém se aproximar ou quando se abrem, coisas ruins acontecem.

## Como feridas bloqueiam limites saudáveis

Não querer que as pessoas fiquem chateadas com você, ter medo de decepcionar os outros, temer ser magoado e não querer que coisas ruins aconteçam são motivos convincentes para evitar limites saudáveis. Mas a verdadeira razão pela qual você evita limites saudáveis é que a sua ferida está ativada.

Consegue ver quão difícil é respeitar os seus limites (ou os limites dos outros) quando seu objetivo é estabelecer seu merecimento, pertencimento, sua priorização, confiança ou segurança a qualquer preço? Apenas pense nisso por um momento.

- Imagine que sua amiga cancelou pela enésima vez um compromisso com você no último minuto. Como sua ferida de pertencimento está ativada e você aprendeu que a melhor maneira de pertencer é permanecer o mais adorável possível, acaba nunca demonstrando quanto aquilo é uma falta de respeito.

- Ou imagine que sua amiga lhe diz que não pode ir ao compromisso porque está exausta e precisa descansar um pouco, mas, como sua ferida de priorização está no comando, você não aceita um "Não" como resposta para não se sentir sem importância. Então diz que ela vai perder uma ótima noite e que você vai ficar triste se ela não for.

- Ou imagine que a pessoa amada está sempre pedindo que você se abra e fale sobre seus sentimentos, mas da última vez que você fez isso com outra pessoa o relacionamento acabou. A sua ferida de segurança predomina, então você mantém um limite rígido e se protege.

Todos esses exemplos são violações de limites. E as suas violações de limites atuais foram ensinadas a você em algum momento da vida, por meio do que observou e vivenciou ou por causa das expectativas que tinham sobre você.

Quando suas feridas estão ativadas, as chances de você ter limites porosos ou rígidos aumentam. De que maneira sua ferida ativada impede que você tenha limites saudáveis? Vamos nos permitir investigar isso um pouco mais.

- Minha ferida é _____.
- A maneira como protejo essa ferida é tendo limites _____ [porosos ou rígidos].
- A solução rápida que isso me dá é _____.
- O impacto que isso tem em outras pessoas é _____.

## COMO CONEXÕES INAUTÊNTICAS BLOQUEIAM A COMUNICAÇÃO E OS LIMITES

Eu podia ver que havia algo de errado só de olhar o rosto de Ally.

– Está tudo bem? – perguntei. – Como as coisas estão indo no seu relacionamento?

Era um relacionamento recente, mas eu não tinha nenhuma nova informação havia algumas semanas.

– Tudo indo. Acho que ele está perdendo o interesse. Não sei o que está acontecendo, mas ele chegou uns trinta minutos atrasado nos dois últimos encontros. Fiquei toda sem graça sentada naquele bar, sozinha, esperando por ele.

– Sinto muito, Ally. Imagino como isso foi desconfortável e entendo que você esteja perguntando a si mesma o que há de errado. Você conversou com ele sobre isso? – perguntei.

– Não, não quero falar nada porque não quero chateá-lo. Tenho medo de dizer algo e ele interpretar como uma briga feia e terminar comigo.

Ally estava priorizando se manter próxima a Mike em vez de comunicar o que precisava ser mudado. Ela não queria se arriscar a perder o relacionamento, então barganhava consigo mesma para aceitar ser magoada. *Acho melhor ficar esperando e perder meu tempo do que pôr em risco o namoro.* Ela estava escolhendo preservar o relacionamento em vez de estabelecer um limite saudável.

Na cabeça de Ally, era mais seguro internalizar tudo e fingir que estava bem do que impor um limite saudável, entrar num conflito e arriscar-se a perder a relação. Ela havia aprendido a fazer isso com sua mãe enquanto crescia e também observou o pai fazer o mesmo. Ele preferia deixar as coisas correrem soltas a causar um desentendimento.

– Ally, consegue perceber que ele não está respeitando um limite seu? – perguntei.

– Sim, mas ele tinha bons motivos. Numa das noites ele precisou ficar até mais tarde no trabalho, e na outra teve que levar o cachorro para passear antes. E ainda teve a ocasião em que a mãe dele ligou precisando de ajuda com alguma coisa. Eu deveria dizer a ele que não precisava fazer nada disso?

Ally estava procurando qualquer desculpa para evitar estabelecer limites. Tudo aquilo poderia ter sido verdade, mas não mudava o fato de Ally ainda precisar comunicar seu limite. Era responsabilidade de Mike administrar melhor o seu tempo. Era responsabilidade de Mike avisar que chegaria mais tarde ou organizar seu dia de forma que pudesse respeitar a hora marcada. Talvez fosse o caso de ele combinar o horário trinta minutos mais tarde, para não deixar Ally esperando. Tudo isso era Mike quem deveria solucionar. É claro que às vezes ficamos presos no trabalho até tarde, é claro que cães precisam fazer suas necessidades e é claro que não há problema em ajudar a família. Mas não se trata de nada disso. Ally precisava sair dos seus limites porosos (*Quero manter nossa relação custe o que custar*) para limites saudáveis se quisesse um vínculo verdadeiro.

Ally já sabia que estava evitando um limite saudável. Mas a partir daí eu queria que ela identificasse o que estava escolhendo ao manter seus limites porosos.

– O que você acha que está priorizando com isso? – perguntei.

Ally queria ter certeza de que Mike não ficaria chateado com ela e que não a deixaria. *Essa* era sua prioridade; como ela estava sendo tratada não importava.

À medida que avançávamos rumo a limites saudáveis, avisei a Ally que possivelmente isso também alertaria a sua ferida de segurança. Quando algo não nos é familiar, costuma ser bastante desestabilizador a princípio. Embora estabelecer um limite saudável seja uma coisa boa em essência, Ally experimentaria isso como algo novo. E o novo é algo desconhecido. Coisas novas são incertas. Novidades podem ser arriscadas. Ela não tinha nenhuma prova de que estabelecer limites saudáveis poderia funcionar, então não era de admirar que os estivesse evitando.

Sair dos limites porosos para limites saudáveis pediria a Ally que arriscasse o que é, no fim das contas, uma conexão inautêntica para honrar a si mesma. Limites saudáveis lhe pediriam que comunicasse o impacto do atraso de Mike nos encontros, mesmo que ela entendesse que suas intenções eram boas. Limites saudáveis pediriam a Ally que fosse bravamente na direção do autorrespeito enquanto também respeitava e honrava Mike.

Embora a ferida de segurança de Ally a levasse a preferir permanecer quieta e fingir que não havia nada de errado a fim de que o relacionamento não corresse risco, a sua cura exigiria algo diferente dela. Na cura duradoura, as feridas e os limites saudáveis trabalham juntos.

– O que você acha que precisa ser feito a partir de agora? – perguntei a Ally.

– Acho que o que eu preciso dizer é que entendo que imprevistos acontecem e que os planos podem mudar, mas que gostaria que ele respeitasse o meu tempo chegando na hora. Será que também posso falar que me sinto desrespeitada e constrangida quando ele chega tarde? – Ally estava testando comigo alguns limites saudáveis.

– Muito bem, seria ótimo – falei. – A sua ferida de segurança quer protegê-la, mas quando está no controle ela na verdade não protege *você*; ela protege o que você teme que aconteça. E é você quem sai perdendo. Consegue perceber isso? Quando você não mantém limites saudáveis para si mesma, não está protegendo um vínculo verdadeiro. Está se privando. Está se relacionando com alguém de maneira não autêntica. Às vezes, quando estabelecemos limites saudáveis, acabamos perdendo alguns relacionamentos. Sei que é difícil pensar nisso, mas o seu objetivo é estar num relacionamento que seja sincero, autêntico e forte de verdade. Você não quer viver uma ilusão. A cura não é isso.

## Como sair de limites porosos para limites saudáveis

Se você tem limites porosos, quero que avalie quais relacionamentos ou dinâmicas na sua vida o levaram a agradar as pessoas. Quero que considere de onde vem o seu medo de decepcionar ou outros, ou por que dizer "Não" é tão difícil. Por que você precisa ter certeza de que todos estão felizes, ou por que aprendeu que é certo deixar as pessoas maltratarem você? Existe uma história por trás disso, posso garantir. Então agora encorajo você a trabalhar com as seguintes questões:

| | *Se Ally respondesse a estas perguntas, eis o que diria:* |
|---|---|
| 1. Qual ferida o seu limite poroso está tentando proteger? | 1. Minha ferida de segurança. |
| 2. Caso o substitua por um limite saudável, o que você teme que aconteça? | 2. Que meu namorado se feche, fique na defensiva e termine comigo. |
| 3. O que esse medo lembra a você? | 3. Minha relação com minha mãe quando eu era mais nova. |
| 4. O que você está priorizando ou reafirmando ao manter um limite poroso? | 4. Estou priorizando minha conexão com Mike para ter certeza de que ele não vai me deixar. |
| 5. De que você precisa para se honrar e ao mesmo tempo se sentir em segurança? | 5. Quero que meu tempo seja respeitado e ao mesmo tempo manter o relacionamento. |
| 6. De que você acha que a outra pessoa precisa para se sentir ouvida e respeitada? | 6. Acho que Mike gostaria que eu soubesse que ele tem boas intenções e que não é má pessoa por ter se atrasado. |
| 7. Comunique o seu limite. | 7. Mike, eu realmente amei ter conhecido você e gosto muito da nossa relação. Queria que você chegasse na hora ou marcasse nossos encontros mais tarde, assim eu não perderia trinta minutos esperando. Isso não mostra consideração pelo meu tempo. |

Adivinhe o que aconteceria se Ally preferisse ficar com os limites porosos? Ela ficaria dando voltas em torno das três primeiras perguntas indefinidamente. A ferida de segurança dela a impedia de estabelecer limites saudáveis porque o medo do que esse limite saudável poderia causar lhe lembrava algo do passado. Consegue perceber? O medo manteria os limites porosos e ela ficaria dando voltas sem chegar a lugar algum.

Limites saudáveis exigem que você desaprenda muita coisa. Eu sei, é difícil, também já passei por isso. Mas um ato de coragem pode mudar a sua história.

## MEU ATO DE CORAGEM

Eu falo sobre limites por experiência própria e também como profissional especializada. Levei um tempo considerável para fazer a transição de limites porosos para limites saudáveis. Quando tinha 20 e tantos anos, estava saindo com alguém que achava que era "a pessoa certa", mas, pouco depois de começarmos a namorar, a ex dele quis voltar. Ele estava confuso e estressado e não sabia o que fazer. Eu estava na minha fase de "garota legal", então disse a ele que levasse o tempo que precisasse, que eu entendia como aquilo devia ser difícil para ele e que ficaria feliz em apoiá-lo no que ele decidisse. *Se eu for superdespreocupada, ele vai querer ficar comigo, certo?* Algo do tipo.

Mas um dia, conversando com uma amiga, percebi que estava repetindo meu antigo papel da infância. Estava fingindo que estava bem quando não estava. Ele e a ex tinham se encontrado e conversaram muito para descobrir se voltavam, e eu – a namorada dele! – estava fingindo que não era afetada por aquilo. *Não seja tão difícil, não tenha necessidades, senão ele vai deixar você.* A ficha caiu muito claramente naquele dia. Eu estava desempenhando um papel, e estava fingindo.

Eu me lembro das palavras que falei para ele, o limite saudável que estabeleci naquela noite, depois de semanas do ocorrido. Eu o chamei e, mesmo nervosa, consegui dizer: "Não estou satisfeita com o que você está fazendo. Seu jeito de lidar com isso é desrespeitoso comigo. Você acha que está escolhendo entre mim e ela, mas precisa aprender a escolher a si mesmo, e não vejo você fazendo isso. Vou facilitar as coisas para você. Não sou mais uma alternativa."

Terminei com ele naquela noite e nunca mais nos falamos. Nem sequer uma vez. Chorei pelo que pareceram meses. Foi terrível. Eu achava que teríamos um futuro juntos, mas naquele momento vi como a minha ferida de merecimento estava me impedindo de impor limites saudáveis e como continuei desempenhando meu papel da infância naquele relacionamento. Era a maior revelação que eu já tivera na vida. Se eu tivesse que responder àquelas mesmas questões, eis o que diria:

| | |
|---|---|
| 1. Qual ferida o seu limite poroso está tentando proteger? | 1. Minha ferida de merecimento. |
| 2. Caso o substitua por um limite saudável, o que você teme que aconteça? | 2. Que ele me deixe e volte para a ex. |
| 3. O que esse medo lembra a você? | 3. Que algo ou alguém é mais importante do que como estou me sentindo. |
| 4. O que você está priorizando ou reafirmando ao manter um limite poroso? | 4. Ser maltratada. |
| 5. De que você precisa para se honrar e ao mesmo tempo se sentir em segurança? | 5. Quero dizer que isso é desrespeitoso comigo e quero ficar bem independentemente do que aconteça. |
| 6. De que você acha que a outra pessoa precisa para se sentir ouvida e respeitada? | 6. Que eu mostre gentileza e consideração. Que eu reconheça que ele está num dilema. Mas também preciso ser direta com ele. |
| 7. Comunique o seu limite. | 7. Não estou satisfeita com o que você está fazendo. Seu jeito de lidar com isso é desrespeitoso comigo. Você acha que está escolhendo entre mim e ela, mas precisa aprender a escolher a si mesmo, e não vejo você fazendo isso. Vou facilitar as coisas para você. Não sou mais uma alternativa. |

Qual seria o seu ato de coragem quando se trata de limites? O seu relacionamento com a sua ferida é vital. Quando você escolhe estabelecer um limite saudável, deve reconhecer sua ferida para que ela saiba que você está correndo riscos. Mas existe uma diferença entre um risco intencional, consciente e ponderado, e um risco imprudente. O seu trabalho é aceitar o primeiro.

Você já sabe bastante sobre a sua ferida. Já sabe por que tem limites porosos e como esses limites protegeram você das coisas que são difíceis de enfrentar. Mas quero que pense sobre qual limite saudável poderia substituir o limite poroso. Quero que se dedique a essa tarefa. Quero que reconheça o risco que está assumindo, mas também quero que me diga por que assumir esse risco é importante para você.

- Meu limite poroso é _____.
- Quero comunicar um limite saudável que diga _____.
- O risco que estou assumindo é _____.
- Assumo esse risco porque _____.
- Qualquer que seja o resultado, isso beneficia minha ferida de origem porque _____.

Ótimo trabalho. Procure uma situação na qual você possa substituir o seu limite poroso por um saudável. Se conseguir identificar uma oportunidade enquanto ela acontece, incrível! Se só perceber depois, pense em como poderia ter sido. Talvez você consiga antecipar com quem estabeleceria um limite poroso. Vá em frente. Mentalize o seu limite saudável e tente colocá-lo em prática.

## Como sair de limites rígidos para limites saudáveis

O pai de Tony era fisicamente abusivo com a esposa até o dia em que o filho ficou forte o bastante para colocar fim naquilo. Tony tinha evitado relacionamentos ao longo de toda a sua vida com medo de perder amor e proximidade, que era o que acontecia com sua mãe quando ela se dissociava após sofrer abuso.

Tony tinha conhecido uma mulher alguns meses antes e me disse que estava gostando muito dela. Era inteligente e interessante, e ele se sentia muito atraído por ela, que também estava interessada nele.

– Saímos várias vezes e foi muito bom – disse ele timidamente.

– Como é a conversa de vocês? – perguntei.

– Bom, é ela quem fala mais e me pergunta muitas coisas sobre mim. Muitas coisas mesmo.

– Parece que ela quer conhecer você a fundo. Como você se sente com isso?

Tony sabia que tinha dificuldade de se aproximar das pessoas. Ele tinha um muro ao redor do coração que dificultava que as pessoas o conhecessem. Também ficava hesitante ao conversar com alguém e raramente fazia perguntas. Era cauteloso. Essa cautela tinha um bom motivo, mas também o afastava de parcerias, vínculos e da cura.

– Honestamente, é complicado. Parece um fardo. Eu me sinto reativo quando ela faz perguntas sobre minha família. Mas, como temos discutido aqui na terapia, acho que isso acontece porque está pressionando a minha ferida.

Era uma percepção incrível de Tony. Eu estava impressionada com a capacidade dele de reconhecer o que estava sentindo e também de se tornar observador de si mesmo.

– Como você acha que se sentiria ao se abrir um pouco mais? – perguntei.

– Provavelmente seria a morte – respondeu Tony. – Mas acho que preciso tentar. Não quero ficar atrás desse muro para sempre. Sei que nunca vou me aproximar de ninguém se continuar assim. Nunca vou amar. Nunca terei vínculos de verdade. Nunca terei companheirismo. Ou, se tiver, vou sempre desapontar a outra pessoa. Se eu continuar assim, é como se o meu pai tivesse vencido. É um pouco estranho, mas sinto que, de alguma forma, ao quebrar esse muro eu também me imponho. É como se eu dissesse: "Você tirou isso da minha mãe, mas não vai conseguir tirar de mim também." Faz sentido? – perguntou.

Fazia. O que Tony estava dizendo era profundo. Sair intencionalmente de trás do muro era parte de sua cura. Sair de trás do muro era a sua versão de estabelecer limite com seu pai. *Não quero que você tire de mim amor e proximidade. Não vou deixar que você me impeça de priorizar relacionamentos ou de me abrir para os outros.* Trabalhamos juntos as mesmas questões:

1. Qual ferida o seu limite rígido está tentando proteger?
2. Caso o substitua por um limite saudável, o que você teme que aconteça?
3. O que esse medo lembra a você?
4. O que você está priorizando ou reafirmando ao manter um limite rígido?
5. De que você precisa para se honrar e ao mesmo tempo se sentir em segurança?
6. De que você acha que a outra pessoa precisa para se sentir ouvida e respeitada?
7. Com segurança, flexibilize o seu limite.

Suas respostas foram rápidas:
– Meu limite está tentando proteger minha ferida de segurança. Tenho medo de que se eu me abrir e me entregar para ela, meus sentimentos fiquem mais fortes e ela acabe me abandonando e me deixando arrasado. Isso me lembra o que aconteceu com minha mãe. Estou priorizando me proteger de um possível sofrimento. Mas eu preciso me arriscar por amor. E ela precisa que eu me abra. E para flexibilizar meu limite com segurança eu preciso compartilhar alguma coisa primeiro para ver o que acontece, e então talvez me abra um pouco mais a partir daí.

Sair de limites rígidos para saudáveis é uma mudança gradual. Trata-se de dar pequenos passos para compartilhar seus sentimentos com alguém em quem confie.

Quando o assunto é limite, raramente escuto pessoas falando sobre o tipo rígido – em geral falam sobre o poroso. Na internet, os memes que abordam o assunto costumam enfatizar a imposição de limites e dizem muito pouco sobre flexibilizá-los. Mas *flexibilizar* limites é tão importante quanto estabelecê-los. Isso também é um ato de coragem. Trocar limites rígidos por limites saudáveis não significa deixar a porta totalmente aberta. Tony não iria compartilhar toda a história da sua vida de uma vez só nem abrir seu coração e remover toda a sua armadura emocional. Essa mudança seria gradual.

Ao começar a flexibilizar um limite, inicie devagar, aos poucos. Lembre-se de que limites saudáveis ainda priorizam a proteção; eles apenas não priorizam a proteção *em detrimento* da conexão. O objetivo de Tony era descobrir a medida certa de proteção e proximidade. Se você está começando a derrubar um muro, pode derrubá-lo cinco por cento e ver o que acontece. Caso esteja começando a construir uma cerca resistente, pode construí-la dez por cento e ver o tipo de proteção que ela oferece. Você não precisa demolir seu muro nem precisa construir um forte ao seu redor.

Não existe receita perfeita para isso, mas recomendo começar compartilhando alguma coisa com alguém de confiança para ver o que acontece antes de se abrir mais ou tentar fazer isso com outras pessoas. Pegue o caminho de menor resistência: compartilhe algo que não esteja muito enterrado e protegido no seu coração, algo que não lhe causará um sofrimento imenso se a pessoa reagir de forma negativa.

Limites não saudáveis colocam você num carrossel onde a cura é impossível. Pode ser que você tenda mais aos limites porosos ou aos rígidos, mas também pode ser que os intercale ou que reaja de um jeito com cada pessoa. Cada um vivencia os limites do seu jeito. Independentemente de como isso aconteça com você e com seu relacionamento, é hora de sair do ciclo, abandonar a ilusão da solução imediata e implementar aos poucos os limites que mostrarão à sua ferida que você não precisa levar uma vida indefesa ou sem vínculos verdadeiros para conquistar merecimento, pertencimento, priorização, confiança e segurança. Você pode ter segurança e proximidade ao mesmo tempo. E, em relacionamentos saudáveis, os outros não apenas vão apoiar isso como também comemorar ao seu lado.

**PARTE 4**

# A SUA RECUPERAÇÃO

## 11

# PERSISTÊNCIA

Ao viver um relacionamento amoroso, criar nossos filhos e fazer amizades, acabamos percebendo que repetimos nossas feridas da infância. As feridas dos nossos pais se tornam as nossas, que por sua vez se tornam as feridas dos nossos filhos. Isso é normal, mas não é inevitável. Interromper esse padrão (ou ao menos reconhecê-lo) é o trabalho deste livro e o trabalho de uma vida. Você *pode* forjar um novo caminho. A chave para isso é entender suas histórias de origem, fazer escolhas conscientes de como aplicar esse conhecimento e seguir em frente rumo a um novo futuro. Do contrário, os demônios gêmeos – repetição e oposição – vão continuar comandando o show.

Quando descrevo repetição e oposição para os meus clientes, peço que visualizem um pêndulo balançando. Muitos de nós oscilam de um extremo a outro, repetindo padrões ou lutando contra eles, sem parar, sem pensar. Mas quando você está oscilando, não está no controle – está no caos. Isso não é jeito de viver. Existe um caminho diferente: o da integração.

Integração é o ponto central do pêndulo, onde os pesos se juntam e cessam o movimento que não tem controle. A integração está no espaço entre as duas extremidades reativas. É onde você experimenta quietude, calma e sensatez. Você alcança a integração ao conhecer suas feridas de origem, passar algum tempo com a sua dor e analisar as mensagens que recebeu e o significado que deu a elas.

Integração é uma prática na qual você junta as partes do seu ser.

Combina o exterior com o interior. Suas decisões ficam alinhadas com a sua verdade e com o que é autêntico para você. A maneira como você age e trata as pessoas está alinhada com seu eu autêntico, não com seu eu ferido. Em vez de ser conduzido pelo medo, pela insegurança ou pelas feridas de origem não curadas você pode colocar em ação os comportamentos que impulsionam os seus objetivos.

E as boas notícias não param por aqui: mudanças podem acontecer. Não preciso de nenhuma pesquisa para afirmar isso. Eu *sei* porque tenho a grande honra de trabalhar todos os dias com pessoas que me mostram isso. Mas também podemos provar por meio da neuroplasticidade, a capacidade do cérebro de mudar. E, apesar de essa reprogramação e essa reorganização serem mais fáceis quando somos mais jovens, ainda estão disponíveis para nós como adultos.[43] Estudos mostram que a neuroplasticidade se aprimora quando fazemos exercícios físicos diariamente, aumentando o fluxo de sangue no cérebro,[44] e quando aprendemos coisas novas e prestamos atenção.[45] É por isso que me mantenho aberta e curiosa por meio deste trabalho tão transformador de vidas.

Se você ainda está aqui, está fazendo exatamente isso. Você teve que se manter aberto ao longo deste livro. Olhou para si mesmo, para suas histórias, suas crenças e suas experiências através de novas lentes. Reconheceu coisas sobre si mesmo que talvez não tenham sido fáceis de reconhecer e viu como também contribuía para seus padrões nocivos. *Você*, meu amigo, minha amiga, está transformando a sua vida de verdade.

Agora você provavelmente descobriu que é a única pessoa responsável por sua mudança. Você escolhe como reagir, como se envolver em um conflito, como se comunicar e quais limites deve estabelecer ou flexibilizar. Como os outros reagem a isso está fora do seu controle, e se você esperar que eles deem o primeiro passo, é possível que espere por muito tempo.

Não quero subestimar o trabalho envolvido. Hábitos relacionais que você vem repetindo há décadas acabam se tornando automáticos. Eles ficam só esperando você se distrair para repetir os mesmos velhos padrões. Antes mesmo de perceber, você está de volta à mesma reação, ao mesmo conflito e à mesma comunicação passivo-agressiva. É por isso que você pode ler um livro como este, fazer os exercícios, concordar com as declarações dos capítulos, ter os seus momentos de epifania que repercutem profundamente e, mesmo assim, se encontrar de volta em poucas semanas ao modo piloto automático.

Frustrante, eu sei.

Mas tudo bem. Quero lembrar que você não vai se transformar da noite para o dia. A integração é um hábito mental, mas também é um processo. Não acontece de uma vez só, mas aos pouquinhos, parte a parte. Você vai praticar uma pequena mudança de novo e de novo. E então outra e mais outra. E essas pequenas mudanças criam grandes transformações. Estou me lembrando de uma citação do jogador de futebol argentino Lionel Messi, que é considerado um dos maiores da sua geração. Ele disse: "Eu começava cedo e ficava até tarde, ano após ano. Levou dezessete anos e 114 dias para me tornar um sucesso da noite para o dia." Caso você se encha de objetivos inalcançáveis enquanto as pequenas coisas deixam de ser praticadas, sentirá que está fracassando e perderá a confiança em si mesmo. As suas vitórias estão no processo.

Fazer esse trabalho é vital não apenas para a qualidade das suas relações mas também para a sua saúde como um todo. Sabemos que adultos em relacionamentos felizes são física e emocionalmente mais saudáveis do que aqueles em relacionamentos infelizes.[46] Mas não se trata apenas de namoro ou casamento. Um dos estudos mais duradouros até hoje, feito na Universidade Harvard, mostrou que aqueles que aos 50 anos estavam mais satisfeitos em seus relacionamentos, quaisquer que fossem, chegavam mais saudáveis aos 80.[47] George Vaillant, um psiquiatra de Harvard que comandou o estudo de 1972 a 2004, disse que havia dois elementos fundamentais para isso: "Um deles é o amor. O outro é encontrar um jeito de lidar com a vida sem que ela nos leve esse amor embora."[48] Uau! É um baita incentivo para você se abrir ao amor e identificar o que está atrapalhando.

Como você pode abrir espaço para o amor autêntico? Como abrir espaço para a conexão? Como criar uma intimidade na qual se sinta em segurança? E como abandonar as atitudes que dificultam tudo isso? Você já fez um trabalho muito bonito ao explorar essas questões e sabe que as suas feridas de origem não resolvidas têm muito a ver com seguir em frente.

Quer saiba disso ou não, você já começou o processo de abrir espaço para o amor autêntico, para a conexão e para a intimidade nos seus relacionamentos amorosos, nas amizades e nas relações familiares apenas ao escolher este livro e explorar estas páginas. Mas se quiser que isso seja duradouro, terá que se comprometer com uma prática permanente.

Não é para ser algo intimidador. Pelo contrário. Acho que seria muito pior sentir a pressão de descobrir e implementar isso de imediato. O que estou dizendo é que você tem a vida toda para descobrir. Tem a vida toda para se tornar cada vez mais consciente das situações e reagir de maneiras diferentes ao se controlar e administrar conflitos tendo outros objetivos em mente. Haverá situações em que você vai reconhecer que está sendo passivo-agressivo e vai escolher se comunicar de outra maneira. Haverá momentos em que vai se responsabilizar por algo que faz com frequência. E haverá momentos em que vai lembrar que ser autêntico é mais importante do que ter alguém validando a sua falta de autenticidade.

Também estou dizendo a você que o processo de se tornar mais consciente vale muito a pena. Consciência sem responsabilização é apenas conhecimento. Você não pode confiar somente no seu conhecimento para viver uma vida com autenticidade, sossego e paz. Consciência com responsabilização é sabedoria. É aqui que o crescimento acontece. A integração não ocorre sem sabedoria.

## Como liderar com autenticidade

Se você tem o hábito de trocar autenticidade por apego, ou até mesmo se apenas faz isso de vez em quando, então parte desse trabalho consiste em recuperar a sua autenticidade. Essa não é uma tarefa fácil num mundo que está constantemente pedindo que você priorize tudo exceto o seu verdadeiro eu, porém é um desafio que vale a pena aceitar. Esse desafio pede que você construa para si mesmo merecimento, pertencimento, priorização, segurança e confiança em vez de acreditar que deve mudar quem você é para agradar aos outros.

Com frequência é em nossas famílias de origem que nos envolvemos nas primeiras formas de autoabandono. Como você aprendeu, existe muita pressão declarada e não declarada para você deixar de ser quem é, abandonar ou trair seu eu autêntico para essencialmente cuidar de outra pessoa. Às vezes isso acontece literalmente, outras vezes esse cuidado o leva a mudar a si mesmo para que haja menos reatividade, raiva, estresse ou decepção dos adultos ao seu redor. Mas nunca foi seu trabalho administrar a experiência emocional dos outros; sempre foi responsabilidade deles cuidar de si mesmos. Sinto muito se você teve que fazer isso por eles ou teve que andar na corda bamba quando eles estavam por perto. Mas agora você também tem influência na sua vida. Para deixar claro, não estou sugerindo que você não se importe com as pessoas. Estou sugerindo que não carregue o peso de processar as emoções dos outros enquanto perde a sua autenticidade. Coloque isso na sua cabeça.

Liderar com autenticidade exigirá que você pare de se curvar. Pedirá que você pare de repetir o que aprendeu a fazer há muito tempo e foque a sua energia na sua autenticidade. Pare um pouco e perceba de que modo você se curva hoje para ser escolhido, aceito, validado ou amado. Veja se já se fez alguma destas perguntas: *Quem eu preciso ser para que aquela pessoa queira estar comigo? Queira ficar comigo? Queira me amar? Queira me escolher? Queira me priorizar?* Você sente que precisa fingir de alguma maneira? Foca mais em quem você acha que a outra pessoa quer que seja em vez de se conectar com quem você é? Essas perguntas podem lhe parecer incômodas. Mas as respostas (ou as perguntas em si) revelarão os comportamentos aprendidos que você adotou durante anos para sobreviver e tentar ter suas necessidades atendidas, comportamentos que não são mais necessários. O que você precisou fazer para criar uma sensação de merecimento ou pertencimento, para ser priorizado ou para estabelecer confiança ou segurança para si mesmo pode ser exatamente o que o afasta dos relacionamentos que deseja. Esta é uma grande parte do trabalho: identificar o que você gostaria de manter e começar a se livrar daquilo que não lhe serve mais.

Claro que queremos que alguém nos queira, fique conosco, nos ame e nos escolha. Mas as formas como aprendemos a obter o que queremos na verdade *dificultam* ainda mais alcançar esses resultados. Veja bem: se você mudar sua personalidade ou interpretar um personagem por amor, nunca vai conseguir saber se o que está sendo dado em troca é por causa do seu verdadeiro eu ou por causa do que você aprendeu a representar. A única maneira de confiar no que está sendo oferecido é sendo você mesmo. Pode ser que isso não seja revolucionário, mas ainda assim tem seu impacto.

Quero deixar claro aqui que escolher a si mesmo não significa ser egoísta. Escolher a si mesmo significa honrar sua autenticidade. Significa conseguir se expressar com a cabeça erguida e falar a sua verdade sem se trair por causa dos outros. Isso é difícil. Muito, muito difícil, especialmente quando as consequências são ser julgado, envergonhado, rejeitado ou até mesmo repudiado. Mas quando você chega lá uma sensação de calma percorre todo o seu corpo; é a descoberta de uma verdade difícil, mas libertadora: *Não me importo se você não concordar comigo, se você me criticar, ou até mesmo se debochar de mim. Eu sei que esta é a minha verdade, e por causa dela eu vivo a liberdade de pertencer a mim mesmo.* Uau! A Soberania do Eu veio à tona, e não foi de maneira automática.

Quando você troca autenticidade por apego, expõe uma ferida. Você está revelando um desejo de que sua ferida seja temporariamente aliviada pelos outros. O seu medo de não pertencer é aliviado quando você diz algo em que não acredita apenas para se encaixar. O seu medo de não merecer amor é aliviado quando você finge que está bem quando não está, apenas para não decepcionar a pessoa amada. Você terceiriza alívio temporário em vez de cuidar de si mesmo para consolidar alívio permanente.

É importante ter por perto o maior número possível de pessoas que não peçam que você seja inautêntico. Claro que agora essa pode não ser a sua realidade, mas com o tempo se mostrará a mudança que está procurando. E observe que às vezes a pessoa que está por perto e que pede que você não seja autêntico é você mesmo. (Eu tinha que deixar algumas revelações para o fim.) Será que consegue identificar quem na sua vida pede que você seja algo diferente do que realmente é? Poderia refletir um pouco sobre o que consegue ao trocar sua autenticidade por outra coisa?

Tudo que você fez até agora com a ajuda deste livro o conduziu a este momento. Caso liderar com autenticidade ainda lhe seja difícil, isso significa que sua ferida ainda está muito aberta. Em vez de ficar frustrado consigo mesmo permaneça curioso. Você sabe lá no fundo o que precisa fazer. Talvez precise decifrar os sinais que o seu corpo está mandando, mas a informação é revelada a você constantemente.

Por outro lado, se você se sente pronto para dar uma chance à autenticidade, então um bom jeito de começar é percebendo quando na sua vida você mais desiste dela. É quando quer se encaixar? Quando quer pertencer a um grupo? É com um dos seus pais? Com algum dos seus amigos? Quando está namorando? Você se esforçou muito para identificar suas feridas de origem, mas agora precisa analisar seus relacionamentos e seu ambiente para ver onde ainda lhe pedem que não seja autêntico. Escolha um relacionamento específico e pense sobre como você troca autenticidade por merecimento, pertencimento, priorização, segurança ou confiança. Você finge gostar de algo num encontro apenas para impressionar a outra pessoa? Costuma concordar com algo que sempre o deixou desconfortável apenas para não incomodar sua família? Observe o que você faz.

O meu desafio para você é substituir um momento de inautenticidade por um momento de autenticidade. Aceite o desafio. Tente fazer isso quando os riscos forem baixos e veja o que acontece. Observe os momentos em que é provocado, os momentos em que você escolhe a inautenticidade, e então volte a eles quando tiver um tempinho e considere o que poderia ter feito ou como poderia ter reagido para honrar sua autenticidade.

Sua autenticidade não é algo que você dominará de imediato, mas você pode fortalecê-la a cada momento em que reconhece que há uma escolha entre ser autêntico e ser inautêntico, entre priorizar alguém às suas custas e priorizar e honrar a si mesmo. Você está diminuindo bastante o seu ritmo para conseguir reconhecer que existe uma escolha presente, na qual você implementa o que vem aprendendo sobre si mesmo e sobre os outros e começa a prática para fazer com que isso dure.

## Respeite a pausa

Sempre achei irritante quando as pessoas me pediam que contasse até dez antes de reagir. Eu começava a contar e logo ficava mais irritada a cada segundo que passava. O problema é que eu não tinha ideia do que fazer com aquele tempo. Não sabia onde focar a minha energia nem como usá-la de maneira útil e produtiva.

Uma citação muito conhecida atribuída a Viktor Frankl, escritor e psiquiatra sobrevivente do Holocausto, diz o seguinte: "Entre o estímulo e a reação existe um espaço. Nesse espaço está nosso poder de escolher nossa reação. Na nossa reação estão nosso crescimento e nossa liberdade." E embora haja, claro, coisas que tornem isso muito mais complicado do que simplesmente escolher de forma diferente, especialmente para aqueles que estão lidando com um trauma do presente ou do passado, esse espaço de que ele fala é onde aprendemos a respeitar a pausa.

É na pausa que você percebe uma ferida ativada. É na pausa que escolhe, para se recompor, fazer uma caminhada, escutar uma música agradável, mover o corpo, respirar com consciência ou pedir um abraço a alguém de confiança. É na pausa que você se lembra do que sabe sobre o padrão em que se encontra. É na pausa que começa a fazer a si mesmo perguntas como: *De que maneira isso me é familiar? Qual é a história de origem aqui? Como normalmente reajo? Que oportunidade está diante de mim? O que posso oferecer a mim mesmo agora que seria terapêutico? Que mudança posso fazer para sair deste ciclo?*

É na pausa que a consciência tem chance de participar. E, agora que leu este livro, você sabe onde procurar essa pausa. Sabe que sua reatividade está indicando algo que não foi curado. Em vez de permanecer no mesmo ciclo você tem a oportunidade de investigar a si mesmo. A pausa lhe oferece o espaço para curar suas feridas, para identificar algo, para testemunhar e ficar de luto, e mais à frente mudar o percurso.

Você não vai conseguir fazer tudo isso num piscar de olhos. Mas pode ser capaz de dizer que precisa de um tempo para pensar melhor; pode ser capaz de escolher ouvir em vez de confrontar; e mais à frente pode ser capaz de enfrentar o que for com aquela pessoa, aprofundando o relacionamento.

Consegue se lembrar da última discussão ou briga que teve? Não importa com quem, apenas recorde o conflito. Lembra o que o tirou do sério e como reagiu? Agora quero que você visualize o momento antes da sua reação. Como se pegasse o controle remoto da televisão, dê pausa e veja essa imagem congelada na sua frente; é isso que eu quero que você faça. E agora quero que você observe, inspecione e analise essa imagem congelada. O que você vê? O que está acontecendo? Quem está furioso e como demonstra isso? O que diz a sua linguagem corporal? O que diz a linguagem corporal da outra pessoa? E então, nesse instante de pausa, quero que você pense em como reagiria se o momento fosse agora. Com tudo que sabe sobre as suas feridas, o que quer oferecer a si mesmo nessa pausa? Como você pode cuidadosamente curar e honrar a si mesmo? Encorajo você a refletir sobre isso. Você pode escrever, pode fechar os olhos e mentalizar tudo, ou talvez escolha dividir essas reflexões com alguém.

Quanto mais você respeita a pausa, melhor fica nisso. Também quero lembrar que em geral a sua prática acontece quando você não está realmente no jogo. Talvez você não observe essa pausa no calor de uma discussão. É possível que até perceba e ainda assim estrague tudo. Ou talvez você perceba, mas tenha uma perspectiva limitada por estar dentro do conflito. Você pode desenvolver essa habilidade depois do fato. Muitas vezes, precisará fazer isso.

Relembre suas brigas, seus rompimentos e sua reatividade e reflita: *Se eu tivesse respeitado a pausa, o que teria aprendido sobre mim mesmo? Que ferida eu teria visto ativada? As minhas reações combinavam com as circunstâncias que agora vejo? Eu poderia ter lidado com a situação de maneira diferente, de um jeito que cura?*

Quanto mais você respeita a pausa, quanto mais honra o espaço entre o estímulo e a reação, como sugeriu Frankl, mais você pode ir na direção das mudanças que deseja para si mesmo e para os seus relacionamentos. É nesse momento que você tem a chance de oferecer a si mesmo paz ou reviver uma dor antiga. Quando começamos a aprender a usar bem esse intervalo, ele nos leva à nossa cura e à nossa liberdade.

## Paz *versus* sofrimento

Ao longo de todo o meu trabalho aprendi que a maioria das pessoas não gosta de sofrer. Provavelmente você também não gosta. E posso estar errada, mas se você está lendo este livro, é porque está interessado em reduzir seu sofrimento e sua dor.

Quando aprendi a respeitar a pausa, uma das questões mais úteis para mim foi: *Isso que estou prestes a fazer ou dizer vai me trazer paz ou sofrimento?* Mas, antes de nos aprofundarmos na sua reação, vamos deixar claro como você define paz e sofrimento. O que essas palavras significam para você? Como você as sente no seu corpo?

A verdade é que escolher a paz nem sempre parece fácil ou confortável, e o sofrimento pode mesmo parecer o caminho mais simples, sem tensão ou atrito. Pense nisto: se priorizar a paz significa escolher a autenticidade, mas também significa que você será rejeitado, então essa escolha pode parecer bastante indesejável e desconfortável. É isso que torna este trabalho algo delicado. Mas não estamos falando sobre o curto prazo, estamos falando sobre onde queremos chegar a longo prazo. Deixemos a pergunta ainda mais específica: *Isso que estou prestes a fazer ou dizer vai me trazer paz ou sofrimento dentro do contexto da cura da minha ferida de origem e dos meus objetivos de desenvolvimento pessoal?*

Nem sempre você vai conseguir escolher a paz em vez do sofrimento. Na verdade, não sejamos muito exigentes. Se você conseguir primeiramente trazer o mínimo de consciência para as suas decisões, isso já será uma grande vitória. Decisões que visam à sua cura encontram alguma resistência. É normal.

Só que em algum momento você substituirá o sofrimento pela paz, mesmo quando parecer difícil, desconfortável e indesejável. O segredo é sintonizar em si mesmo e identificar o que está escolhendo e por quê. Você se sentirá empoderado o bastante para experimentar o desconforto, já que se comportar de outra maneira e assumir a responsabilidade pela sua cura será um ato de autorrespeito e amor-próprio.

## Amor-próprio

Em que você pensa quando ouve a palavra *amor-próprio*? Eu costumava confundi-la com autocuidado. Achava que amor-próprio era apenas aproveitar uma massagem ou tomar um banho de banheira, passear na natureza e fazer coisas que me revigorassem. Definitivamente, *tudo isso* pode fazer parte do amor-próprio, mas quando reservei algum tempo para realmente analisar como poderia defini-lo, cheguei a esta conclusão: o amor-próprio é compaixão, benevolência e bondade consigo mesmo, mas também envolve tomar as rédeas da própria vida e se responsabilizar pelos seus atos. Um lado não funciona sem o outro. Você não pode se amar sem dar espaço para se ver como um ser humano falho, com permissão para cometer erros e tropeçar. Deve haver benevolência aí. Mas você também não pode se amar caso evite assumir a responsabilidade quando necessário. Você não pode se amar se está se esquivando do dever.

Você é uma bagunça, assim como eu. Tem suas falhas e virtudes. Cometerá erros, chateará e decepcionará as pessoas, no entanto ainda será um ser humano de muito valor. Só que sua bagunça precisa estar sob sua responsabilidade. Quando você cometer erros, chatear ou decepcionar as pessoas, quando magoá-las, uma das coisas mais amorosas que pode oferecer é assumir a responsabilidade por isso, não apenas diante dos outros mas também perante si mesmo. Se não faz isso, você diz a si mesmo que precisa ser perfeito para conseguir valorização, pertencimento, priorização, confiança ou segurança. Se não faz isso, você ensina a si mesmo que não há espaço para se permitir ser humano e ao mesmo tempo amado.

Na sua prática de integração, você precisará de amor-próprio. Ficará cara a cara com o seu eu mais bagunçado. Pode ser que fique frustrado ou chateado consigo mesmo quando se pegar num velho padrão. Pode ser que fique envergonhado de si mesmo quando repetir um comportamento antigo que vinha trabalhando tanto para substituir. Especialmente nesses momentos, você vai precisar recordar que o amor-próprio requer os dois lados: gentileza e dever. Benevolência e autodomínio. Compaixão e responsabilidade.

✳

A sua cura é um trabalho em andamento e precisa que você abra espaço para a sua experiência humana. Você se tornará um sucesso repentino daqui a algumas décadas. Cabeça erguida. Você está fazendo o trabalho mais bonito que existe; está participando da sua cura.

# CONCLUSÃO

Quando você fica cara a cara com a dor que vivenciou, também fica cara a cara com a dor que infligiu aos outros. Talvez você não tenha priorizado a pessoa amada. Talvez tenha sido crítico demais com seus filhos. Talvez tenha sido passivo-agressivo com seus amigos. Lembre-se: gentileza e dever. Benevolência e autodomínio. Compaixão e responsabilidade. Nada de bom acontece quando não nos tratamos com respeito. Lidere com amor-próprio.

Quando nos tornamos cientes dos nossos defeitos, isso pode ser emocionalmente opressor. Seja gentil. Lembre-se: você é um elo num sistema multigeracional. Você é a pessoa que magoaram, chatearam e decepcionaram, mas também é a pessoa que magoou, chateou e decepcionou outros. Como dizem por aí, mágoa gera mágoa. Mas a cura também gera cura. E, mesmo que você não possa mudar ninguém, as mudanças na direção da cura que você faz reverberam pelo mundo à sua volta.[49] Quando você faz uma mudança, a mudança é sentida. Pode não ser aceita, mas sem dúvida será experimentada.

Você, minha amiga, meu amigo, está sacudindo o sistema. Está renunciando aos velhos papéis que já não precisa desempenhar. Está desafiando as crenças, os valores e a identidade que lhe foram dados por aqueles que vieram antes de você. Está começando a escolher as causas em que *você* acredita. Está cuidando das suas feridas, indo mais devagar para examiná-las atentamente e vivenciar seu luto. Está dando os devidos cuidado e atenção de que elas precisam. De vez em quando elas aparecerão, mas quando isso acontecer você saberá como agir.

Você está mudando a maneira como lida com o conflito e abrindo espaço para que isso lhe traga conexão, a cura e uma sensação profunda de intimidade com a outra pessoa. Está mudando o jeito como se comunica, substituindo a velha atitude que mantém suas feridas abertas por uma comunicação clara, direta e gentil que honra você e a outra pessoa. Está se permitindo estabelecer limites, mesmo quando isso é desconfortável. Está começando a flexibilizar limites, dando uma nova chance à conexão e à proximidade. Está acreditando que existem pessoas no mundo que não querem iludir, usar ou magoar você. Está começando a fazer tudo isso porque se abriu para explorar sua família e suas feridas de origem.

Caro leitor, cara leitora, este trabalho que você está fazendo é memorável. Você é valente e corajoso. É a força em pessoa. Você está escolhendo juntar as peças e criar um novo caminho à frente para si mesmo. Embora você e eu tenhamos trabalhado aqui sem estarmos frente a frente, quero dizer que estou muito orgulhosa de você. Eu sei o que acontece no esforço que você acabou de fazer. Tudo que pedi que fizesse aqui também pedi a mim mesma. É uma carga pesada, e você está se saindo muito bem.

Espero que tenha aprendido algo sobre si mesmo no nosso trabalho em conjunto. Espero que, ao mergulhar nas suas histórias de origem, você tenha ganhado uma nova perspectiva. Espero que se veja e veja os outros através de novas lentes. E, mesmo que provavelmente tenha começado a ler este livro como a criança magoada que um dia você foi, talvez também tenha se pegado lendo estas palavras com os olhos da pessoa amada, de um amigo ou mesmo do seu pai ou da sua mãe. Você pode ter se visto em algumas histórias compartilhadas, mas também pode ter visto seus pais, seu cônjuge, seus irmãos ou um amigo numa dessas histórias. Que lembrete bonito é saber que todos nós temos uma história que a maioria das pessoas conhece tão pouco...

E que dádiva é ser capaz de pensar em qualquer pessoa dessa forma, especialmente nas pessoas que você ama e com quem se importa. Dar-se conta de que elas também foram crianças que cresceram em famílias imperfeitas que provavelmente as impactaram e as deixaram com feridas. O escritor e pesquisador Dr. Michael Kerr nos ensina um exercício para adotarmos a maturidade filial, que é a perspectiva de ver nossos pais como pessoas reais,[50] indivíduos por legítimo direito, não apenas como "o papai e a mamãe". Ele pede que "pensemos em nossas mães como filhas de nossas avós e que comecemos a conhecê-las dessa maneira".[51]

Imagine se você também puder continuar se vendo dessa forma. Lembre-se: em todos os seus momentos de dor e frustração existe uma memória presente que é rica em história, quer sua atenção e com a qual vale a pena passar algum tempo. Espero que você continue em busca das suas histórias de origem. Sempre existe mais a nos ser revelado.

# AGRADECIMENTOS

Escrever este livro foi um dos meus maiores desafios profissionais. Acredito muito que para escrever sobre as histórias das pessoas, sobre relacionamentos e sobre cura, você precisa ter um relacionamento íntimo com a sua história e com as histórias dos outros também.

Sou muito grata a cada pessoa que me pediu que caminhasse ao seu lado num espaço terapêutico. Aos meus clientes do passado e de hoje: aprendi muito com vocês. Uma das maiores honras da minha vida foi conhecer suas histórias e estar com vocês ao longo dos altos e baixos da cura. Obrigada por se mostrarem, se abrirem e por sempre me inspirarem. Muito da minha crença na capacidade de mudança das pessoas se deve a vocês, a quem testemunhei fazendo mudanças corajosas na própria vida, pequenas ou grandes.

Aos meus professores, supervisores, conselheiros, colegas e clínicos com quem aprendi de perto e de longe: obrigada por terem me inspirado, ensinado e guiado com benevolência. Serei uma eterna aprendiz.

Aos meus agentes, Steve Troha e Jan Bauer: obrigada pelo empurrãozinho. Obrigada por terem feito o que era preciso para que eu escrevesse este livro. Descobri que há um pouco de mágica do outro lado da tarefa.

À minha editora, Michelle Howry: pode parecer estranho, mas eu soube que tinha que ser com você no momento em que a conheci. Sua empolgação, sua dedicação, sua visão e seu trabalho árduo saltam aos olhos. Você é gentil, atenciosa e centrada, o tipo de pessoa e de energia que quero manter por perto. Obrigada por sua genialidade.

A Dedi: NÓS conseguimos. Sei que não teria chegado aqui sem você. Obrigada por sua paciência, sua orientação e sua visão e pelo seu trabalho incansável. Sou muito grata por termos encontrado humor ao longo do processo. Mantivemos um ao outro firmes e fortes, e sou eternamente grata por ter tido você como guia e apoio para o meu primeiro livro – que ficou melhor graças a você.

À minha equipe da Penguin Random House: obrigada pela visão criativa, pelo apoio e pela dedicação. Muita coisa acontece nos bastidores antes de um livro nascer, e sou eternamente grata a todos vocês pelo cuidado aos detalhes que muitas vezes passam despercebidos.

A Alexandra e Angelica: obrigada por darem uma olhada no manuscrito quando mais precisei disso. Sou muito grata pelo feedback de vocês.

A cada alma que já me ajudou: obrigada por me servirem de espelho e ativarem a mudança em mim. Alguns de vocês sabem a quem me refiro, mas muitos outros não têm ideia do impacto que tiveram na minha vida ou da cura que aconteceu depois de terminado o nosso capítulo. Eu reconheço cada contribuição e valorizo cada um de vocês.

Aos meus queridos amigos: obrigada pelo amor e pelo incentivo de sempre, especialmente no decorrer do processo de escrita. Vocês são minha família, minhas irmãs e irmãos, e escrever este livro teria sido menos agradável sem vocês me corrigindo, rindo comigo e chorando também.

Aos meus pais: vocês me deram muito, mesmo quando foi difícil. Sou eternamente grata por terem me mostrado amor, atenção, validação, cuidado, preocupação e comprometimento. Obrigada por sempre me incentivarem e por terem encontrado em si mesmos um espaço para a cura e a mudança. Vocês me ensinaram que as coisas não permanecem as mesmas, que os capítulos terminam e que podemos encontrar novas maneiras de ser em qualquer fase da vida.

Ao meu marido, Connor, meu alicerce mais absoluto: você finalmente me levou a escrever um livro! Obrigada por ter visto aonde eu poderia chegar, muitas vezes antes que eu mesma percebesse. Sempre dois anos à frente. Você mostrou partes de mim que eu não podia ver e caminhou comigo rumo aos mesmos objetivos. Obrigada por testemunhar meu processo, ficar de luto comigo e me encorajar a mudar meu percurso. Você me inspirou a transformar minha vida no que há de melhor. Eu amo você.

# REFERÊNCIAS

### Introdução – Minha família de origem e a sua

1. PINSOF, William M.; BREULIN, Douglas C.; RUSSELL, William P. et al. *Integrative Systemic Therapy: Metaframeworks for Problem Solving with Individuals, Couples, and Families.* Washington, DC: American Psychological Association, 2018.

### Capítulo 1 – O seu passado é o seu presente

2. BROWN, Brené. *The Power of Vulnerability.* TEDxHouston, 3 jan. 2011. Disponível em: www.youtube.com/watch?v=iCvmsMzlF7o.

3. FISHBANE, Mona D. "Differentiation and Dialogue in Intergenerational Relationships". In: LEBOW, Jay L. (org.). *Handbook of Clinical Family Therapy.* Hoboken, NJ: John Wiley & Sons, 2005. p. 543-568.

4. MATÉ, Gabor. "Authenticity vs. Attachment", 14 maio 2019. Disponível em: www.youtube.com/watch?v=l3bynimi8HQ.

### Capítulo 3 – Eu quero sentir que tenho valor

5. THOMAS, Patricia A.; LIU, Hui; UMBERSON, Debra. "Family Relationships and Well-Being". *Innovation in Aging*, v. 1, n. 3, igx025, 2017. doi: 10.1093/geroni/igx025.

6. LUXTON, David Denning. *The Effects of Inconsistent Parenting on the Development of Uncertain Self-Esteem and Depression Vulnerability.* Tese (PhD) – Universidade do Kansas, 2017. p. 86.

Capítulo 4 – Eu quero sentir que pertenço

7. SOLOMON, Andrew. *Far from the Tree: Parents, Children, and the Search for Identity.* Nova York: Scribner, 2013. p. 2. [*Longe da árvore.* São Paulo: Companhia das Letras, 2013.]

8. ANDERSON, Ashley A.; BROSSARD, Dominique; SCHEUFELE, Dietram A. et al. "The 'Nasty Effect': Online Incivility and Risk Perceptions of Emerging Technologies". *Journal of Computer-Mediated Communication*, v. 19, n. 3, p. 373-387, 2014. doi: 10.1111/jcc4.12009.

9. ABRAMOWITZ, Alan I.; SAUNDERS, Kyle L. "Is Polarization a Myth?". *The Journal of Politics*, v. 70, n. 2, p. 542-555, 2008. doi: 10.1017/s0022381608080493.

10. POSTON, W. S. Carlos. "The Biracial Identity Development Model: A Needed Addition". *Journal of Counseling & Development*, v. 69, n. 2, p. 152-155, 1990. doi: 10.1002/j.1556-6676.1990.tb01477.x.

11. CROSS Jr., William E. *Shades of Black: Diversity in African-American Identity.* Filadélfia: Temple University Press, 1991. p. 39-74.

12. SCHNARCH, David Morris. "Differentiation: Developing a Self-in-Relation". In: *Passionate Marriage: Love, Sex, and Intimacy in Emotionally Committed Relationships.* Nova York: W. W. Norton, 2009. p. 53-74.

13. BROWN, Brené. *Braving the Wilderness: The Quest for True Belonging and the Courage to Stand Alone.* Nova York: Random House, 2017. p. 37. [*A coragem de ser você mesmo.* Rio de Janeiro: BestSeller, 2021.]

Capítulo 5 – Eu quero me sentir uma prioridade

14. GLOVER, Robert A. *No More Mr. Nice Guy! A Proven Plan for Getting What You Want in Love, Sex, and Life.* Filadélfia: Running Press, 2003.

15. BRANJE, Susan; GEERAERTS, Sanne; DE ZEEUW, Eveline L. et al. "Intergenerational Transmission: Theoretical and Methodological Issues and an Introduction to Four Dutch Cohorts". *Developmental Cognitive Neuroscience*, v. 45, 100835, 2020. doi: 10.1016/j.dcn.2020.10085.

16. EATON, Hannah. "Redefining Individuality and Togetherness During Quarantine". *The Gottman Institute* (blog). Disponível em: www.gottman.com/blog/redefining-individuality-and-togetherness-during-quarantine. Acesso em: 30 maio 2022.

17. FINKEL, Eli J.; CHEUNG, Elaine O.; EMERY, Lydia F. et al. "The Suffocation Model: Why Marriage in America Is Becoming an All-or-Nothing Institution". *Current Directions in Psychological Science*, v. 24, n. 3, p. 238-244, 2015. doi: 10.1177/0963721415569274.

18. NELSON, Jandy. *The Sky Is Everywhere*. Nova York: Dial Books, 2010. p. 257. [*O céu está em todo lugar*. Ribeirão Preto: Novo Conceito, 2012.]

19. ETCHISON, Mary; KLEIST, David M. "Review of Narrative Therapy: Research and Utility". *The Family Journal*, v. 8, n. 1, p. 61-66, 2000. doi: 10.1177/1066480700081009.

20. BROWN, Brené. *Rising Strong: How the Ability to Reset Transforms the Way We Live, Love, Parent, and Lead*. Nova York: Random House, 2017. p. 90-91. [*Mais forte do que nunca*. Rio de Janeiro: Sextante, 2016.]

Capítulo 6 – Eu quero confiar

21. AINSWORTH, Mary D. Salter; BELL, Silvia M. "Attachment, Exploration, and Separation: Illustrated by the Behavior of One-Year-Olds in a Strange Situation". *Child Development*, v. 41, n. 1, p. 49-67, 1970. doi: 10.2307/1127388.

22. KUO, Patty X.; SAINI, Ekjyot K.; TENGELITSCH, Elizabeth; VOLLING, Brenda. "Is One Secure Attachment Enough? Infant Cortisol Reactivity and the Security of Infant-Mother and Infant-Father Attachments at the End of the First Year". *Attachment & Human Development*, v. 21, n. 5, p. 426-444, 2019. doi: 10.1080/14616734.2019.1582595.

23. REACH TEAM. "6 Different Types of Abuse". *REACH Beyond Domestic Violence* (blog). Disponível em: https://reachma.org/blog/6-different-types-of-abuse. Acesso em: 5 maio 2023.

24. TOWNSEND, Catherine; RHEINGOLD, Alyssa A. *Estimating a Child Sexual Abuse Prevalence Rate for Practitioners: A Review of Child Sexual Abuse Prevalence Studies*. Charleston, SC: Darkness to Light, 2013. Disponível em: www.d2l.org/wp-content/uploads/2017/02/PREVALENCE-RATE-WHITE-PAPER-D2L.pdf.

25. PIETRANGELO, Ann. "Emotional Abuse: What It Is and Signs to Watch For". In: JOHNSON, Jacquelyn (org.). *Healthline*. Healthline Media, 28 jan. 2022. Disponível em: www.healthline.com/health/signs-of-mental-abuse.

26. *Diagnostic and Statistical Manual of Mental Disorders: DSM-5*. 5. ed. Washington, DC: American Psychiatric Association, 2013. [*Manual diagnóstico e estatístico de transtornos mentais: DSM-5*. 5. ed. Porto Alegre: Artmed: 2013.]

27. FISHER, Janina. "Dissociative Phenomena in the Everyday Lives of Trauma Survivors". In: *Boston University Medical School Psychological Trauma Conference*. Boston, maio 2001. Disponível em: https://janinafisher.com/pdfs/dissociation.pdf.

28. VAN DER KOLK, Bessel A. *The Body Keeps the Score: Brain, Mind, and Body in the Healing of Trauma*. Nova York: Penguin Books, 2015. p. 123. [*O corpo guarda as marcas*. Rio de Janeiro: Sextante, 2020.]

29. Ibid.

30. SOLOMON, Alexandra H. *Loving Bravely: 20 Lessons of Self-Discovery to Help You Get the Love You Want*. Oakland, CA: New Harbinger Publications, 2017. p. 223.

31. COOK-COTTONE, Catherine P. "Embodied Self-Regulation". In: *Mindfulness and Yoga for Self-Regulation: A Primer for Mental Health Professionals*. Nova York: Springer Publishing Company, 2015. p. 3-18.

32. *The Wisdom of Trauma*. Dirigido por Maurizio Benazzo e Zaya Benazzo, com Gabor Maté. Science and Nonduality, 2021. Disponível em: https://thewisdomoftrauma.com.

## Capítulo 8 – Conflito

33. GOTTMAN, John M.; SILVER, Nan. "The Four Horsemen of the Apocalypse: Warning Signs". In: *Why Marriages Succeed or Fail: And How You Can Make Yours Last*. Nova York: Simon & Schuster, 1995. p. 68-102.

34. JOHNSON, Susan M. *Hold Me Tight: Seven Conversations for a Lifetime of Love*. Nova York: Little, Brown Spark, 2008. p. 30.

35. Ibid., p. 31.

36. GOTTMAN John M. *The Marriage Clinic: A Scientifically Based Marital Therapy*. Nova York: W. W. Norton, 1999.

37. SCHEINKMAN, Michele; FISHBANE, Mona DeKoven. "The Vulnerability Cycle: Working with Impasses in Couple Therapy". *Family Process*, v. 43, n. 3, p. 279-299, 2004. doi: 10.1111/j.1545-5300.2004.00023.x.

## Capítulo 9 – Comunicação

38. SOLOMON, Alexandra H. *Loving Bravely: 20 Lessons of Self-Discovery to Help You Get the Love You Want*. Oakland, CA: New Harbinger Publications, 2017. p. 134.

39. RHIMES, Shonda. *Year of Yes: How to Dance It Out, Stand in the Sun and Be Your Own Person*. Nova York: Simon & Schuster Paperbacks, 2015. p. 225. [*O ano em que disse sim*. Rio de Janeiro: BestSeller, 2016.]

## Capítulo 10 – Limites

40. Oriah. *The Invitation*. San Francisco: HarperSanFrancisco, 1999. p. 2. [*O convite*. Rio de Janeiro: Sextante, 2000.)

41. TAWWAB, Nedra Glover (@nedratawwab). "Set Boundaries, Find Peace". Instagram Live, 8 mar. 2022. Disponível em: www.instagram.com/tv/Ca2rtM0lwKl.

42. SOLOMON, Alexandra H. "Establish Healthy Boundaries". In: *Loving Bravely: 20 Lessons of Self-Discovery to Help You Get the Love You Want*. Oakland, CA: New Harbinger Publications, 2017. p. 48.

Capítulo 11 – Persistência

43. FISHBANE, Mona DeKoven. "Healing Intergenerational Wounds: An Integrative Relational-Neurobiological Approach". *Family Process*, v. 58, n. 4, p. 796-818, 2019. doi: 10.1111/famp.12488.

44. RATEY, John J.; HAGERMAN, Eric. *Spark: The Revolutionary New Science of Exercise and the Brain*. Nova York: Little, Brown Spark, 2008.

45. DOIDGE, Norman. "Redesigning the Brain". In: *The Brain That Changes Itself: Stories of Personal Triumph from the Frontiers of Brain Science*. Londres: Penguin Books, 2008. p. 45-92. [*O cérebro que se transforma*. Rio de Janeiro: Record, 2011.]

46. KIECOLT-GLASER, Janice K.; GLASER, Ronald. "Psychological Stress, Telomeres, and Telomerase". *Brain, Behavior, and Immunity*, v. 24, n. 4, p. 529-530, 2010. doi: 10.1016/j.bbi.2010.02.002.

47. WALDINGER, Robert. *What Makes a Good Life? Lessons from the Longest Study on Happiness*. TEDx-BeaconStreet, Brookline, MA, nov. 2015. Disponível em: https://youtu.be/8KkKuTCFvzI.

48. CURTIN, Melanie. "This 75-Year Harvard Study Found the 1 Secret to Leading a Fulfilling Life". *Grow* (blog), *Inc.*, 27 fev. 2017. Disponível em: www.inc.com/melanie-curtin/want-a-life-of-fulfillment-a-75-year--harvard-study-says-to-prioritize-this-one-t.html.

49. LERNER, Harriet Goldhor. *The Dance of Anger: A Woman's Guide to Changing the Patterns of Intimate Relationships*. Nova York: Harper-Collins, 1985.

50. FRAMO, James L. "The Integration of Marital Therapy with Sessions with Family of Origin". In: GURMAN, Alan S.; KNISKERN, David P. (orgs.). *Handbook of Family Therapy*. Nova York: Brunner/Mazel, 1981. p. 133-157.

51. FISHBANE, Mona DeKoven. "Healing Intergenerational Wounds: An Integrative Relational-Neurobiological Approach". *Family Process*, v. 58, n. 4, p. 796-818, 2019. doi: 10.1111/famp.12488.

## CONHEÇA ALGUNS DESTAQUES DE NOSSO CATÁLOGO

- Augusto Cury: Você é insubstituível (2,8 milhões de livros vendidos), Nunca desista de seus sonhos (2,7 milhões de livros vendidos) e O médico da emoção
- Dale Carnegie: Como fazer amigos e influenciar pessoas (16 milhões de livros vendidos) e Como evitar preocupações e começar a viver
- Brené Brown: A coragem de ser imperfeito – Como aceitar a própria vulnerabilidade e vencer a vergonha (900 mil livros vendidos)
- T. Harv Eker: Os segredos da mente milionária (3 milhões de livros vendidos)
- Gustavo Cerbasi: Casais inteligentes enriquecem juntos (1,2 milhão de livros vendidos) e Como organizar sua vida financeira
- Greg McKeown: Essencialismo – A disciplinada busca por menos (700 mil livros vendidos) e Sem esforço – Torne mais fácil o que é mais importante
- Haemin Sunim: As coisas que você só vê quando desacelera (700 mil livros vendidos) e Amor pelas coisas imperfeitas
- Ana Claudia Quintana Arantes: A morte é um dia que vale a pena viver (650 mil livros vendidos) e Pra vida toda valer a pena viver
- Ichiro Kishimi e Fumitake Koga: A coragem de não agradar – Como se libertar da opinião dos outros (350 mil livros vendidos)
- Simon Sinek: Comece pelo porquê (350 mil livros vendidos) e O jogo infinito
- Robert B. Cialdini: As armas da persuasão (500 mil livros vendidos)
- Eckhart Tolle: O poder do agora (1,2 milhão de livros vendidos)
- Edith Eva Eger: A bailarina de Auschwitz (600 mil livros vendidos)
- Cristina Núñez Pereira e Rafael R. Valcárcel: Emocionário – Um guia lúdico para lidar com as emoções (800 mil livros vendidos)
- Nizan Guanaes e Arthur Guerra: Você aguenta ser feliz? – Como cuidar da saúde mental e física para ter qualidade de vida
- Suhas Kshirsagar: Mude seus horários, mude sua vida – Como usar o relógio biológico para perder peso, reduzir o estresse e ter mais saúde e energia

sextante.com.br